AF395959

CONSIDÉRATIONS

SUR

LA THÉRAPEUTIQUE MÉDICALE,

SUIVIES

D'UNE PROPOSITION DE MODIFICATION A APPORTER
AU BANDAGE DE CORPS,

PAR D. BLAGNY.

C'est par l'observation, appuyée par la méditation, que
l'homme parvient à la connaissance de la nature.

PARIS.

IMPRIMERIE DE FAIN, RUE RACINE, N°. 4,
PLACE DE L'ODÉON.

1826.

AUX MANES

DES AUTEURS DE MES JOURS.

J'ai vu la tombe s'entr'ouvrir; je l'ai vue vous arracher aux consolations des malheureux, qui l'ont arrosée des larmes que versait la reconnaissance. Dans ce jour de deuil, qui a sapé mon bonheur à sa naissance, je jurai d'imprimer à mes efforts la trace de votre honorable conduite. Heureux! mille fois heureux! si le destin toujours contraire le permet ainsi. S'il est un homme assez pervers pour avoir étouffé dans son cœur infâme les services signalés que vous lui avez rendus, au péril de vos jours, pendant l'époque orageuse, consolez-vous, mânes adorées, vous êtes vengées par le mépris que chaque jour l'on verse sur sa tête.

TABLEAU DES AGENS THÉRAPEUTIQUES.

TEMPÉRANS

Émolliens.
- Internes.
  - Supérieurs.
    - Forme liquide. — Bouillon de poulet, etc.
    - Forme solide. — Blanc de poulet, etc.
  - Inférieurs. — Forme liquide. — Les lavemens.
- Externes.
  - Gazeux.
    - Locaux. — Bains locaux (gaz dirigé); fomentations (gaz impliqué).
    - Généraux. — Bains de vapeur.
  - Liquides.
    - Locaux. — Eau élevée en température (maniluves, pédiluves).
    - Généraux. — Bains généraux des auteurs.
  - Solides.
    - Locaux.
      - Émolliens. Cataplasmes de mie de pain.
      - Excito-émolliens. Farine de graine de lin.

Narcotiques.
- Internes.
  - Supérieurs. / Inférieurs. — Forme liquide.

Laxatifs.
- Internes.
  - Supérieurs. — Forme solide / Forme liquide.
  - Inférieurs. — Forme liquide.

Déplétifs.
- Déplétifs proprement dits.
- Dépléto-révulsifs.
  - Sangsues.
  - Ventouses scarifiées par le scarificateur ordinaire ou par le procédé de M. Larrey.

EXCITANS

Excitans.
- Solides. — Les toniques. — Le quinquina, etc.
- Liquides. — Les diffusibles. — Produits de la fermentation.

Excito-révulsifs.
- Moraux.
  - Intellectuels. Facultés propres à l'homme.
  - Végétatifs. Facultés communes aux animaux.
- Physiques.
  - Sidéraux.
    - Diurnes. Le soleil.
    - Nocturnes. Les étoiles, les phases lunaires.
    - Diurno-nocturnes. Les étoiles, les comètes, etc.
  - Physiques proprement dits.
    - Internes.
      - Pourvus de la faculté éliminatoire.
        - Éliminateurs supérieurs. Émétiques.
        - Inférieurs. Purgatifs.
      - Dépourvus. Produits de la distillation (diffusibles). Excitans des auteurs. La sauge, le tabac, etc.
    - Externes.
      - Action permanente.
        - Superficielle.
          - Générale. Les fluides impondérables.
          - Locale primitivement. L'insolation.
        - Perpendiculaire. Locale.
          - Sétons.
          - Moxas.
          - Cantères.
          - Ustion.
      - Action instantanée.
        - Superficielle.
          - Locale. Bains irritans locaux.
          - Générale. Bains irritans généraux.
        - Mixte. Locale.
          - Forme solide. Le mercure, le tartre unis à l'axonge.
          - Liquide. Flanelle imbibée d'un liquide stimulant.
          - Gazeuse. Flanelle imbibée d'une vapeur irritante.

Excito-métastatiques. Les tempérans des auteurs. La compression.

RÉVULSIFS

Actifs.
- Le système musculaire entrant en action sous l'influence d'une puissance à distance. — Le pas, la course, etc.

Passifs.
- Le système musculaire entrant en action sous l'influence d'une puissance appliquée.
  - Mouvement de ballottement.
  - Mouvement de commotion.

CONSIDÉRATIONS

SUR

LA THÉRAPEUTIQUE MÉDICALE.

LA divergence d'opinion des auteurs qui ont écrit sur la médecine s'est spécialement fait sentir sur le mode d'action des causes perturbatrices. Les uns, avec Galien et Hippocrate, pensent qu'elles dénaturent les fluides, augmentent les sécrétions, en dévient le produit : de là le précepte *oportet purgare*. Les autres, adoptant les opinions de Brown, croient qu'elles agissent en augmentant ou en diminuant la tonicité, d'où suit l'indication des débilitans dans la première hypothèse, et des stimulans dans la dernière supposition. Enfin un penseur profond, d'après de longues observations cliniques, appuyées de nombreuses ouvertures cadavériques, a été conduit à penser qu'elles agissent toutes en irritant l'organe sur lequel elles détonnent ; et, d'après cette conclusion, il a conseillé les antiphlogistiques.

Cette dissidence d'opinion a établi une confusion qui a probablement offert aux hommes éclairés l'occasion de douter de l'efficacité de la médecine. C'est également sous son influence que s'est développée cette oscillation qu'a éprouvée l'élève qui, désirant puiser les élémens de son instruction médicale dans les livres de l'art, n'y a trouvé partout que l'écueil de la contradiction. En effet, considérera-t-il les diverses doctrines comme homogènes, comme autant de matériaux propres à élever son fanal? Si leur hétérogénéité est palpable, en faveur de laquelle se prononcera-t-il?

Afin d'éviter les graves inconvéniens qui pourraient jaillir d'une thérapeutique incertaine, d'une thérapeutique qui reposerait sur des bases incohérentes ; afin de juger également du mérite respectif de chacune des doctrines proposées, j'ai cru qu'il fallait consulter les œuvres de la nature; que là j'y trouverais consignées les lois immuables qui président au développement, à l'entretien de l'organisation ; qu'elle me dévoilerait également les causes des grandes révolutions organiques, leur mode d'action ; que là j'y trouverais tracés les ressorts qu'elle met en œuvre pour conserver ses productions ; que je pourrais , à l'appui de cette investigation , mettre ses préceptes en parallèle avec ceux qui ont été conseillés, afin d'obtenir l'avantage incalculable de connaître ceux avec lesquels ils ont le plus d'affinité.

Afin de m'élever à ces données, j'ai jugé utile de considérer l'homme comme une statue chez laquelle les organes sortiraient successivement de l'inertie organique à l'action impulsive de leur moteur, les puissances étant les propriétés des corps mises en exercice par leur contact plus ou moins immédiat avec notre être.

Notre organisation se compose de liquides et de solides.

Les solides ont été désignés sous le nom de système par Bichat, qui en a fait l'objet d'intéressantes recherches. Leur répartition dans l'économie permet de les diviser en deux sections : la première renferme ceux qu'on peut appeler communs ; ils concourent à la trame organique de tous les tissus ; c'est par leur expansion que sont formées en partie les membranes soit internes, soit externes. L'auteur de l'Anatomie générale les a spécifiés sous les noms de cellulaire, nerveux, artériel et veineux. Ceux-ci doivent spécialement fixer l'attention du médecin physiologiste. Les tissus solitaires n'étant, en quelque sorte, que passifs dans la transmission d'action des modificateurs, leur rôle devient infiniment plus borné dans l'économie.

Les liquides sont constamment agités dans les parois des vaisseaux qui les renferment. La dénomination de veineux, d'artériel, de lymphatique leur a été assignée.

Les liquides et les solides diversement arrangés constituent les organes ; c'est l'alliance de ceux-ci qui établit les appareils.

L'homme est appelé à vivre dans un milieu où circulent des corps aussi variés que nombreux. Leur action produit des effets, qui sont ou physiologiques, si elle s'exerce dans les conditions voulues pour l'harmonie des fonctions, ou pathologiques, si elle se dévie de cette sphère que j'appellerai volontiers stimulation physiologique : distinction importante en thérapeutique, et qui n'a pas été sentie de tous les praticiens.

L'irritation, l'afflux surhabituel du sang, la surnntrition momentanée de l'organe, tels sont les phénomènes qui décèlent la transition du premier au second mode d'action de ces corps. Ce changement apporté dans le tissu organique peut être exprimé par période d'irritation. Si la cause est toujours agissante, qu'elle ait pour adjuvant un défaut d'équilibre, soit qu'il soit naturel, un cœur hyperthrophique, soit qu'il soit acquis des adhérences des plèvres entre elles, etc., etc., une seconde période apparaît, c'est celle d'inflammation.

Cette considération nous fournit une induction importante en thérapeutique, c'est que la relation organique que nous avons vue présider à la vie, reparaît dans son état pathologique, et s'y exerce également selon les lois de l'affinité.

Nous avons vu que, parmi les tissus, quatre concouraient à la trame de tous les organes ; qu'ils les sillonnaient dans toute leur direction ; qu'ils venaient s'épanouir à leur surface, comme autant de bouches destinées à déguster l'action des corps environnans pour en transmettre l'impression aux excitateurs organiques. Concourent-ils tous à cette fonction (1) ? Dans le cas inverse, quel est celui auquel

---

(1) Afin d'éclairer cette question, examinons les changemens qui s'opèrent dans les tissus où l'influence nerveuse éprouve une modification : ces changemens peuvent affecter diverses formes, formes qui sont toujours en rapport avec la sensation qui est imprimée aux conducteurs de leur excitateur ; ainsi, si la cause perturbatrice tend à activer son énergie, à développer son action, comme on le remarque plus spécialement dans les vallées profondes, lors des décharges électriques, à la suite de ces repas somptueux où l'expansion sensitive est constamment titillée par l'impression excitante et liquide et solide. Celle-ci transmet rapidement cette impression au réflecteur organique ; et de là l'exaltation vitale, caractérisée par la survibration artérielle, l'accrois-

4

cette action a été dévolue? La solution de cette question doit jeter le plus grand jour sur l'horizon physiologique.

Quelques auteurs admettent le cellulaire, d'autres les sanguins ; enfin il en est qui reconnaissent pour agent de cette importante fonction le nerveux. Les progrès récens de la physiologie expérimentale paraissent accorder cet attribut au sensitif. Diverses observations que j'ai consignées à l'article *sélon*, militent en faveur de cette assertion.

Je crois que ce ne serait pas s'éloigner de l'attribut des ganglions (1), que de les considérer comme le principe des fonctions organiques viscérales. En effet, l'anatomie physiologique nous apprend que chaque organe important en possède un ou plusieurs; que le nombre des rameaux qui en émanent est toujours en rapport avec les vaisseaux artériels qu'ils longent; que, par suite d'anastomoses multipliées, soit entre eux, soit avec les filets de relation, ils établissent des rapports permanens des modificateurs avec les ganglions; que ces excitateurs impriment aux vaisseaux nutritifs une action ondulatoire tou-

---

sement d'assimilation, l'activité nutritive, enfin l'hypertrophie organique. Cet état s'observera toutes les fois que la fibre nerveuse recevra des moteurs ambians une action surhabituelle. Dans le cas opposé, qui est infiniment plus rare, et qui n'apparaît qu'à la suite des actions compressives long-temps continuées, la fibre nerveuse devient absolument inerte. Il faut cependant remarquer qu'elle conserve quelquefois une partie de ses fonctions, tantôt c'est la faculté sensitive, tantôt la faculté motrice. L'absence de l'influence nerveuse se prononce par des caractères négatifs, caractères qui décèlent la retraite vitale, comme on peut s'en convaincre par l'abaissement progressif de la température, par l'amaigrissement successif ; enfin par l'atrophie.

(1) De la nutrition et de l'exercice organique dérivent deux ordres de phénomènes ; les uns se développent aussi instantanément que simultanément dans tous les départemens de la vie : les autres envahissent successivement chaque organe. Ceux-ci, satellites de l'organe, naissent et meurent avec lui; ceux-là, intermittens, apparaissent, séjournent, disparaissent pour reparaître et continuer cette série de flux et reflux jusqu'à l'extinction vitale. Les premiers se renouvellent incessamment, les seconds périodiquement. Les phénomènes nutritifs caractérisent la réparation. Les phénomènes de relation préludent la destruction.

5

jours en harmonie avec les puissances ambiantes. Ces considérations me paraissent être autant de dépositions favorables à cette assertion; mais, en admettant cette hypothèse, comment ce mobile manifeste-t-il sa puissance? La solution de cette question sera probablement fournie par la physiologie expérimentale; c'est elle qui doit nous dévoiler les mystères du laboratoire organique. Nous pensons que ce ne serait pas errer que de considérer l'influence électrique comme l'occasion, la cause de son déploiement d'action. Les faits suivans appuient fortement cette opinion.

Depuis long-temps on attribue à l'influence miasmatique la production de ces fièvres malignes (gastro-entérites aiguës des modernes) qui se développent instantanément sur des populations entières. S'il est vrai que cette cause ait agi dans certains cas où ces élémens pouvaient être présumés, bien loin d'être universelle, elle ne forme peut-être qu'une exception aux causes évidentes, palpables; du moins elle ne me paraît pas avoir joué de rôle dans celles que j'ai observées. En effet, pour qu'il y ait miasmes, il faut admettre le concours de circonstances favorables à leur développement, telles que les détritus, soit végétaux, soit animaux, tenus en suspension dans une eau stagnante, susceptibles, en raison de leur volatilité, d'être exportés, par la vaporisation de leur matrice, dans l'atmosphère, et de verser le germe d'une maladie épidémique sur les habitations qu'ils franchissent, lorsqu'ils sont entraînés par les courans. Or l'observation la plus scrupuleuse n'a pu découvrir ces matériaux dans le plus grand nombre de localités où s'est montrée cette redoutable maladie.

Plusieurs villages ont été, l'année dernière, la proie d'une maladie qui a sévi avec une intensité aussi instantanée qu'alarmante sur chacun d'eux; débutant avec le même *facies* sur tous les individus, présentant des symptômes conformes en tout à ceux que les auteurs ont assignés à la fièvre maligne (pernicieuse, Alibert); même invasion, parité de développement, identité dans la marche, ressemblance dans la terminaison : ces considérations portent à reconnaître une cause générale, exerçant une action également délétère sur tous les individus.

Hé bien! la situation examinée avec toute l'attention dont je suis capable, me paraît être représentée assez fidèlement par l'inflexion de deux montagnes, qui, après avoir marché quelque temps parallèlement, viennent se réunir pour former un bassin qu'aucun ruisseau ne parcourt, qu'aucune rivière ne traverse, où l'air éprouve une stase permanente. Cette vallée, théâtre des détonations électriques, est fréquemment couverte de nuages orageux. Un illustre voyageur, M. de Humboldt, a observé que, sous les tropiques, le goître se développe dans des circonstances analogues.

L'on sait que les habitans des pays plats, où l'air éprouve la circulation la plus active, ressentent une prostration qui est même sensible chez les personnes les plus robustes, et qui tient probablement à l'action du fluide électrique, soit le positif, soit le négatif, sur notre économie. Comment agit-il, si ce n'est en portant son action sur les expansions sensitives qui les transmettent, par l'interméde des conducteurs, aux ganglions? De là la cause des décharges, de là l'accumulation sanguine, de là la surnutrition, de là enfin l'irritation.

Si, dans des circonstances aussi favorables au circuit électrique, des individus chez lesquels la constitution, ou, pour s'exprimer d'après le langage physiologique, l'expansion nerveuse est peu percevable, ressentent l'influence électrique, n'est-il pas rationnel d'admettre son influence dans des localités si heureusement disposées au déploiement de sa puissance, comme cause évidente, cause qui aura un effet d'autant plus terrible que la température sera plus torride? Cet agent a décelé son action dans deux autres localités analogues.

Afin de jeter la conviction dans les esprits, et que l'on ne puisse argumenter de localité où la présence des molécules miasmatiques est évidente, je vais prouver également par des faits leur inefficacité, comme cause perturbatrice, active.

Frappé de mes observations et, désirant leur donner tout l'intérêt que leur importance réclame, j'inspectai toutes les localités des environs de Paris, qui pouvaient m'offrir la contre-épreuve: assurément aucune ne pouvait m'offrir de documens plus probans que celle destinée aux vidanges : aussi fus-je enchanté d'en avoir fait la découverte, et ce qui ajoute à son intérêt est le voisinage des équarrissages. Hé bien ! les individus de tous les âges, de toutes les constitutions, de tous les tempéramens, de toutes les idiosyncrasies, quel que soit le sexe, quel que soit d'ailleurs le temps qu'ils demeurent dans les habitations que circonscrivent les foyers, activés par l'industrie des équarrisseurs, qui exposent à la réverbération des rayons solaires des cadavres en pleine putréfaction, jouissent d'une santé brillante, et bien loin de considérer ces lieux comme infects, ils les regardent comme *autant de brevets de santé.*

Second fait. La rivière des Gobelins, dans son cours, après avoir longé le jardin des Plantes, éprouve à quelque distance, en regard de l'hospice de la Vieillesse, une stagnation bien manifeste, surtout l'été. L'année dernière, en allant aux visites d'un savant auquel les administrateurs de la Salpétrière ont rendu un hommage aussi mérité qu'un service signalé à la science, en le nommant médecin de cet hospice, je fus à même d'apprécier l'effet des résidus végétaux. Des molécules d'hydrogène percarboné s'élevaient par intervalle sur une surface d'un mètre carré, de huit à douze par minute ; elles étaient plus considérables lors de l'élévation de température. Sur la rive droite sont établis plusieurs chantiers où travaillent un grand nombre d'ouvriers qui, à leur rapport, jouissent d'une santé parfaite.

Si l'électricité animale, activée par certaines circonstances, tend à précipiter les mouvemens organiques, à surexciter les organes, n'est-il pas rationnel de penser que nous pouvons en inférer des indications thérapeutiques ? Indications qui seront éliminatoires (tempérantes), si elles tendent à rétablir l'expansion nerveuse dans les conditions favorables à la perception électrique ; attracto-révulsives, si elles appellent sur un autre organe la masse d'excitation qui menaçait de foudroyer l'organe.

En dirigeant sa méditation sur des nuances aussi peu perceptibles que nombreuses des corps qui recèlent une action impulsive susceptible d'altérer, de réparer nos organes, on arrive à cette induction générale : que la nature a suivi dans ce travail le plan qu'elle s'est imposé dans l'organisation des êtres, c'est-à-dire qu'elle les a développés suivant que leur existence, leur perfection fut la conséquence immédiate de la naissance, de la perfection animale.

La zoologie nous apprend que la nature, à l'aurore de la création, a employé des matériaux absolument homogènes; que ce n'est que graduellement, que par des efforts long-temps soutenus, qu'elle s'est élevée à cette sublimité d'organisation qu'elle a imprimée à son chef-d'œuvre. En effet, ces propriétés devant être considérées comme autant de moteurs attachés à chacun des rouages, elle a dû modifier, additionner ces moteurs, selon l'addition, la perfection de ses rouages; ainsi les polypiers, les infusoires n'avaient besoin, pour exercer les actes qui décèlent en eux la vie, que des ambians aptes à une fonction. Les animaux plus élevés dans l'échelle auront nécessité la création de nouveaux ambians; cette création aura été progressive selon la progression organique.

Tout ce qui environne frappe, tout ce qui frappe impressionne, tout ce qui impressionne modifie. Une modification est locale ou générale, selon que l'agent impulsant frappe sur un organe ou sur plusieurs. Étudions la nature de ces impressions, elle nous fournira les propriétés des corps d'où elles émanent, quelque nuancées qu'elles soient. D'après les considérations précédentes nous pouvons les rapporter à deux classes : tempérantes, excitantes,

TEMPÉRANS.

Le caractère distinct des corps qui jouissent de cette propriété est d'imprimer aux tissus organiques sur lesquels frappe leur action, une modification en vertu de laquelle ceux-ci recouvrent les conditions voulues pour l'exercice normal de leurs fonctions. Leur action est primitive ou consécutive. C'est toujours l'expansion nerveuse soit interne, soit externe, qui est envahie dans le premier cas. L'impression consécutive est toujours ressentie par les autres tissus.

Nous croyons devoir réunir dans cette classe des corps qui ont été distingués et désignés sous les noms d'émolliens, de narcotiques et laxatifs, et qui n'ont réellement de caractère distinctif que celui de l'intensité. Afin de mettre cette vérité hors de doute, établissons le caractère mutuel de leur propriété.

A cet effet, empruntons le langage d'un professeur éclairé. « Les » émolliens, dit-il, sont des agens pharmaceutiques qui ont la vertu de » diminuer le ton des tissus vivans, d'amoindrir l'énergie d'organe, » d'affaiblir les mouvemens de la vie. » Ailleurs il s'exprime ainsi : « Les » narcotiques sont les agens qui suscitent un mode d'excitation parti- » culier : ils affaiblissent les propriétés vitales de tous les tissus. » Ne sont-ce pas là les mêmes phénomènes qui découlent des mêmes sources ? En décrivant les laxatifs, nous ferons l'énumération des caractères qui groupent naturellement ces médicamens à ceux que nous venons de décrire.

ÉMOLLIENS.

Les émolliens sont fréquemment employés par les médecins physiolo- gistes , qui leur accordent une efficacité notable. Comme adjuvans des dépléto-révulsifs, ils produisent des effets aussi instantanés que durables. C'est par leur usage long-temps continué qu'on a vu des gastro-enté- rites aiguës fomentées par les excitans disparaître. Dans cette circon- stance, leur action est souvent extrêmement longue à se prononcer. Le médecin clinicien qui s'est appris à les suivre dans leur marche graduée, et qui sait apprécier leur ressource , voit chaque jour ses es- pérances se fortifier. J'ai recueilli dans les salles d'un observateur que j'ai suivi plus de trois ans consécutivement, de nombreux faits qui déposent en faveur de cette assertion. Mais ce qui a surtout frappé mon attention, ce sont des ataxies et des adynamies que j'ai vues con- stamment céder à leur emploi, tandis qu'à Lyon, et dans d'autres hô- pitaux de cette ville, je les ai vues souvent s'exaspérer par les toniques, et surtout par les excito-révulsifs.

Les agens qui recèlent cette propriété la déposent à l'intérieur ou à l'extérieur. Dans le premier cas, ils sont administrés à l'état solide ou liquide ; dans le second, ils peuvent être prescrits sous la forme gazeuse, liquide ou solide.

ÉMOLLIENS INTERNES.

Supérieurs. Forme liquide. Les émolliens qui sont prescrits sous cette forme sont : l'eau de poulet, l'eau de veau ; on en fait usage dans plusieurs hôpitaux tant civils que militaires, pour apaiser l'orgasme inflammatoire. M. Larrey leur accorde une grande faveur : ils sont souvent ordonnés à Beaujon, par M. Marjolin, qui leur accorde beaucoup de crédit. C'est par cette médication que M. Broussais explore les facultés digestives.

Forme solide. La viande de poulet, de veau, est prescrite au Gros-Caillou, au Val-de-Grâce, pour la convalescence des malades.

Inférieurs. Forme liquide. Les lavemens sont utiles dans l'irritation de la partie inférieure du tube.

ÉMOLLIENS EXTERNES.

Forme gazeuse. L'eau à l'état de vapeur tenant en suspension des molécules alibiles tempérantes, dirigée sur un organe ou sur toute la périphérie en éréthisme, constitue les bains de vapeur. Ils sont locaux ou généraux : locaux, si un seul organe ou système d'organe est soumis à leur influence ; généraux, si elle envahit toute la périphérie.

Bains locaux gazeux. Les bains locaux gazeux sont d'un usage extrêmement avantageux dans les inflammations aiguës ; ils affaiblissent la raideur de la fibre, réparent probablement, dans les expansions nerveuses, les conditions pour la vitalité ; leur effet est quelquefois si subit, que j'ai vu des personnes tourmentées par les douleurs déchirantes du cancer utérin, éprouver un bien marqué à la suite de quelques bains. Ils doivent être également employés pour favoriser l'expansion des tissus organiques, qui sont le siége d'exhalations périodiques. Précédés d'une légère application de sangsues, je les ai vues constamment faire reparaître le flux menstruel. Ils sont aussi avantageux pour rappeler le flux hémorroïdal ; je crois que J.-L. Petit a trop généralisé, quand il a dit qu'ils étaient plus nuisibles qu'utiles.

Mlle. Arséne-Céleste D***, ayant eu l'imprudence de mettre les mains à l'eau froide la veille de l'époque mensuelle, éprouva le soir des coliques très-rapprochées, suivies d'un ténesme opiniâtre ; elle se présentait jusqu'à dix fois à la selle par quart d'heure ; les accidens furent aussi intenses pendant la nuit. Le lendemain matin elle vint me consulter ; après avoir observé toutes les fonctions, avec l'habitude que m'ont fournie huit années de clinique, et avoir pris en considération les antécédens, je pensai que la diarrhée de Mlle. D*** était la conséquence d'une déviation de la tendance hémorragique naturelle, qui, n'ayant pu s'opérer sur la surface muqueuse de la matrice, modifiée pathologiquement par l'impression ressentie sympathiquement, avait éclaté sur le point qui présentait l'attraction la plus énergique : en effet, il résulte des interrogations que j'ai faites à Mlle. D***, que la cause la plus légère, la plus fugitive, par exemple, l'ingestion d'un réseau, lui occasionait de violentes irritations de la partie inférieure du tube, qui s'exaspéraient par la décoction de riz, et qui cédaient rapidement aux antiphlogistiques. Deux indications se présentaient : la première, la plus urgente, tempérer l'irritation accidentelle ; la seconde, favoriser l'apparition mensuelle que la nature tendait à établir : c'est ce que je fis. La diète la plus sévère, des lavemens, qui sont d'une grande efficacité dans cette circonstance, attendu qu'ils agissent immédiatement, furent prescrits. Le lendemain je revis cette demoiselle qui m'annonça que les selles étaient beaucoup moins fréquentes, qu'il n'existait plus de ténesme. Voyant le moment de remplir la seconde indication, de porter l'action sur l'utérus, je fis appliquer des sangsues : la diète, des bains de vapeur furent ordonnés le matin, à midi, et le soir, avec l'indication expresse d'y rester une heure. Mlle· D*** devait mettre, pendant l'intervalle des bains, des cataplasmes de farine de graine de lin. Le quatrième jour de l'invasion irritative, Mlle. D*** m'apprit que les règles avaient reparu abondamment, que ses selles étaient habituelles, qu'il n'y avait plus la moindre douleur intestinale. Des imprudences analogues ayant amené chez cette demoiselle des accidens identiques, j'employai le même traitement qui eut le même résultat,

Comment expliquer cette transmission si rapide, si instantanée de l'impression frigorique des mains à la surface utérine, si on n'admet un conducteur extrêmement actif? Que ce soit un fluide, que ce soit l'effet de l'ébranlement, de l'oscillation nécessaire des molécules nerveuses, peu importe l'explication. Il faut en admettre un.

Mad.***, d'une constitution athlétique, d'un tempérament sanguin, d'une idyosincrasie pulmo-cordiale, vint me consulter le lendemain de mon arrivée à Saint-Julien, pour une difficulté très-grande de respirer, accompagnée d'un point de côté. J'interrogeai toutes les fonctions : les facultés intellectuelles étaient intègres, les organes vocaux sains ; le cœur battait avec vigueur, le mouvement d'inspiration difficile , celui d'expiration s'opérait avec moins de travail ; la langue était rouge au pourtour, moins à l'extrémité ; le centre ne présentait rien d'anormal ; le ventre , légèrement ballonné, nullement dur à la pression ; elle n'allait que tous les deux ou trois jours à la selle ; nulle douleur, soit dans la région des reins, soit dans celle de la vessie ; la peau était âcre, quoiqu'elle travaillât beaucoup à cette époque, et que la chaleur fût intense : la transpiration sensible ne se prononçait plus. Interrogée sur le phénomène mensuel, j'appris qu'il y avait irrégularité , soit sur l'apparition , soit sur la durée menstruelle. Cette triple circonstance de la suppression de la transpiration, de celle des menstrues, de l'accumulation sanguine dans les poumons, éveillèrent mon attention. Deux hypothèses pouvaient être établies : l'une admettre la suppression menstruelle et exhalatoire cutanée comme conséquence de l'augmentation d'action de la fonction pulmo-cordiale ; l'autre, l'intensité de celle-ci par le défaut d'action des premières. Cette double supposition m'ayant jeté dans l'incertitude, j'eus recours aux antécédens qui me mirent sur la voie. Je demandai à Mad.*** si la transpiration n'était pas plus abondante, si le jeu de la respiration ne s'exécutait pas plus facilement avant l'époque de ses règles. D'après sa réponse affirmative, je découvris une coïncidence d'effets qui me fournit l'indication d'agir. En effet, afin de rétablir la santé, qui est toujours subordonnée à l'exercice régulier des fonctions, il fallait placer l'organe dans les conditions favorables à la réception de l'action primitive de son stimulus. Pour cela, que fallait-il employer? la médecine des contre-stimulans? mais l'estomac nous indiquait que la fonction digestive était déjà sur les limites de la pathologie. La médecine expectante, comme on l'avait déjà conseillée? l'inflammation pulmonaire se fût accrue; la désorganisation de l'organe eu eût été la suite inévitable. C'était donc à la médecine physiologique qu'était réservé l'honneur d'agir. Actuellement, sur quel organe débuter? l'observation m'avait appris que je devais opérer une déplétion pulmonaire, rappeler l'exhalation urétrale. C'est en effet ce que j'ai fait, d'après les moyens employés dans la précédente observation ; la malade s'est beaucoup mieux trouvée. L'époque suivante fut marquée par le rétablissement de la transpiration, l'apparition de régles abondantes, une respiration plus satisfaisante. Cependant, comme il restait encore un léger foyer d'irritation, je conseillai l'emploi des mêmes moyens qui conduisirent à des résultats analogues.

Ce fait, ainsi que le précédent , démontre à l'évidence l'importance de remonter aux causes qui, quoi qu'en disent certains médecins qui n'ont pas exercé leur médication sur un vaste horizon, sont dans le plus grand nombre des cas appréciables.

Une dame vint à l'Hôtel-Dieu de Lyon , dans les salles de chirurgie, pour s'y faire traiter un engorgement chronique du col utérin. M. Janson ayant reconnu l'excellence de la doctrine physiologique, en fit l'application heureuse dans cette circonstance. Il lui fit prendre des bains de vapeur émolliente qui produisirent une amélioration sensible. Les douleurs aiguës qui troublaient le repos de la malade diminuèrent successivement, et, après quinze jours de leur usage, elle quitta l'hôpital. A cette époque, elle était infiniment mieux; les nuits, qu'elle avait passées dans une agitation cruelle, devinrent parfaitement calmes. Ce fait est plus probant que les précédens , attendu que les bains ont agi et produit ce résultat heureux sans adjuvans aucuns.

Bains gazeux généraux. Les bains gazeux généraux produisent des effets qui ont une grande analogie avec ceux qui se développent sous l'influence de ces agens à l'état liquide. Leur mode d'action ne diffère que par une intensité plus active. A l'Hospice des Enfans, nous avons remarqué qu'ils donnent beaucoup d'abattement. M. Guersent ne paraît pas leur attribuer beaucoup d'efficacité.

Eau simple, élevée à une haute température, employée comme action locale. Devant nous en occuper à l'article *Bains irritans locaux*, nous n'en parlerons pas ici.

Eau simple, élevée à une haute température, action agissante sur toute la périphérie. Ces bains ont été employés par quelques praticiens pour remplir l'indication tempérante. Plusieurs fois j'ai été témoin de leur usage, et le plus souvent ils ont trompé l'attente de leurs partisans. Comme les bains gazeux généraux, ils opèrent sur l'expansion nerveuse cutanée, à ce qu'il paraît, une impression paralysante ; les forces diminuent, les facultés intellectuelles s'affaissent. Il semble que le principe vital, ou plutôt le fluide nerveux qui stimule tous les organes, s'écoule. Ils opèrent, sur toute la périphérie, ce que les bains locaux de même nature produisent sur un organe.

M. Larrey ne les emploie jamais; il se contente de faire laver ses malades. M. Janson s'en est déclaré l'antagoniste à la suite de plusieurs essais malheureux.

Il résulte des expériences que j'ai faites sur les chiens, à diverses heures de la digestion, qu'ils la troublent beaucoup. Je vais rapporter l'une d'elles. Deux chiens eurent les mêmes alimens, à la même dose; l'un d'eux fut mis, deux heures après l'ingestion des alimens, dans un bain, dont j'avais apprécié la température en y plongeant le bras. Les ayant sacrifiés après quatre heures de digestion, j'observai qu'elle était complétement opérée chez celui qui s'était endormi immédiatement après l'ingestion des alimens, tandis que l'estomac de celui qui avait été soumis à l'action du bain contenait encore la même quantité d'alimens. Ils avaient tous deux quatre mois.

J'ai fait une observation assez intéressante sur un chienne de quatre mois, pour être consignée ici. Après trois jours de la disparition d'une douleur articulaire, elle eut une diarrhée sanguinolente qui se compliqua le quatrième jour d'une cérébrite. Désirant connaître l'effet des bains, je l'y plongeai trois quarts d'heure (j'eus recours à la précaution citée précédemment). Deux heures après l'immersion, l'irritation cérébrale s'accrut ; des mouvemens convulso-tétaniques se déclarèrent le soir pour se continuer jusqu'au lendemain, époque à laquelle arriva la mort.

M. Piot avait une gastro-entérite aiguë qui, ayant été fomentée pendant plusieurs années par ce que la pharmacie contient de plus incendiaire, passa à l'état chronique. Déjà les symptômes qui annoncent le squirrhe, tels que la constipation opiniâtre, les vomiturations, s'étaient déclarés. Cet homme, effrayé des progrès de son affection, vint me voir à Saint-Julien. A cette époque, il ressentait un sentiment d'érosion fixe, permanent. Les matières fécales n'étaient expulsées que par lavement ; les alimens, même liquides, étaient rejetés. Après avoir employé le régime antiphlogistique le plus actif, les symptômes les plus effrayans cédèrent. L'appétit revint ; les forces musculaires reparurent. Quelque temps après, j'avais ouï vanter par un praticien les succès qu'il avait obtenus des bains locaux ; je crus que l'on pouvait les employer avec la plus grande innocuité. L'événement déçut mes espérances. Le foyer d'inflammation se ralluma ; le malade s'était trouvé mal dans le bain ; heureusement que je le vis le lendemain, et que je l'engageai à cesser. L'application des moyens antérieurs, favorisés par la persévérance du malade, ramena le calme.

J'ai vu à Lyon un cas analogue ; le malade y eut une syncope ; on fut obligé de le retirer du bain. Cet individu était entré pour une fracture comminutive de l'os tibial, qui avait eu lieu à la partie inférieure de cet os, à trois pouces de l'articulation. Elle était consolidée, lorsqu'on engagea M. Janson à le garder dans ses salles. Cet individu occupait un lit en face de la porte qui sert de communication de la salle d'opération à la salle des blessés ; on a la fâcheuse habitude, dans cet hôpital, de laisser les portes ouvertes ; des courans s'établissent, et les malades qui sont dans leur direction en ressentent l'influence ; c'est ce qui est arrivé à ce malade qui contracta une entéro-pneumonie. Deux blessés _qui étaient dans la direction eurent également des pneumonies; l'une d'elles devint mortelle.

FOMENTATIONS.

Les fomentations sont pratiquées avec une flanelle imbibée d'une décoction de plantes émollientes. On les fait, le plus ordinairement, sur le ventre, quelquefois sur la poitrine. La tendance qu'ont les liquides à se vaporiser aux dépens du calorique des corps environnans, est une circonstance très-défavorable à leur emploi. Plusieurs praticiens les préfèrent aux cataplasmes. M. Baro les emploie constamment ; ils sont alternés, à l'Enfant-Jésus, avec les cataplasmes. M. Magendie les emploie souvent, pour parer à l'inconvénient que nous avons signalé; il les recouvre de taffetas gommé. Je les ai vus très-rarement employés à Lyon, où l'usage des cataplasmes est en vigueur. Parmi les résultats nombreux que j'ai observés à Beaujon, j'en pourrais citer plusieurs qui militent en sa faveur, je me contenterai d'en rapporter un seul, vraiment étonnnant.

Un homme qui, depuis six ans, portait une gastro-entérite qui d'aiguë était passée à l'état chronique, par suite d'un traitement irrationnel, incendiaire, entra, le printemps dernier, aux salles de M. Renaudin, qui, ayant reconnu chez le malade un ancien foyer d'irritation, le soumit à une diète sévère, prescrivit des lavemens, des fomentations. A peine huit jours s'étaient écoulés sous l'influence de ce traitement, que le malade éprouva un mieux sensible; le ventre avait perdu beaucoup de son météorisme; la langue, de rouge-carbone qu'elle était, avait passé à cette nuance presque physiologique que l'on observe dans les inflammations aiguës, le surlendemain d'un traitement sévère; les selles devinrent moins rares, les urines plus fréquentes; la chaleur d'âcre devint moite; la faim commença à se prononcer. M. Renaudin, sachant ce que coûtent aux malades les indiscrétions viscérales, résista aux instances réitérées du malade. Un potage seulement est prescrit avec le même traitement. Les fonctions, se dégageant de jour en jour de l'oppression irritative, le praticien éclairé suivit leur

marche, et, graduant les alimens d'après les forces digestives, il arriva
à conduire son malade à un rétablissement complet au bout de huit
mois. Voilà les cures qui devraient imprimer aux cliens la confiance.

Cataplasmes. L'usage des cataplasmes émolliens est fort restreint :
on ne les emploie presque plus que dans les salles de chirurgie. Je ne
sais rien qui puisse légitimer l'abandon qu'on en a fait. Les services
signalés qu'ils ont rendus à la médecine devraient engager les médecins
à leur restituer leur antique usage. On leur reproche d'imprimer par
leur densité un sentiment désagréable pour le malade : ce léger inconvénient tient à la main peu habile qui les a confectionnés ; il doit s'éva-
nouir devant les avantages inappréoiables qu'ils ont rendus à la thérapeutique. Non seulement ils n'ont pas l'inconvénient que nous avons
noté en parlant des ablutions, mais ils ont l'avantage d'opérer un
changement, une modification expansive, qui se fait sentir et sur les
expansions nerveuses, et par suite sur les viscères.

Les cataplasmes émolliens varient en composition, et assez dans les
effets, pour que nous les divisions en ceux qui allient à cette propriété celle d'être un peu attractifs : ceux de la farine de graine de
lin sont dans ce cas ; en émolliens proprement dits : la mie de pain cuite
dans du lait. L'observation en établit la limite. Un chirurgien qui
accueille avec un intérêt aussi bienveillant qu'honorable les observations des élèves qui ont l'avantage de le suivre, m'a dit qu'il avait fait
la même remarque.

La physique nous apprend que les corps les meilleurs conducteurs
de l'électricité sont les corps gras ; et la chimie nous apprend qu'il y
a une grande affinité entre les corps gras et les corps huileux. De là
ne serait-on pas autorisé à considérer la propriété si active, comme
nous le verrons tout-à l'heure, des cataplasmes comme étant la conséquence de son principe huileux ? Cela me paraît bien probable ; ceci
serait encore une preuve de la théorie de l'inflammation.

C'est à tort que certains médecins n'accordent aux cataplasmes que
des qualités adjuvantes des autres moyens thérapeutiques. Dans les
individus nerveux, c'est la seule ressource thérapeutique qu'on puisse

mettre en usage. Les faits suivans appuient fortement cette assertion.

Mme. N., âgée de cinquante-cinq ans, d'une constitution sèche, d'un tempérament lymphatico nerveux, après de violentes secousses morales, eut une inflammation générale du tube digestif, caractérisée par des selles sanguinolentes accompagnées de tenesme, par des vomissemens extrêmement réitérés. Cette maladie fut traitée selon la méthode en faveur, c'est-à-dire par le quinquina, parce qu'on avait observé un mouvement fébrile. La nature ayant triomphé de l'art, c'est-à-dire que l'estomac révolté rejetant tout ce qu'on y introduisait de tonique, la maladie passa à l'état chronique. Ce fut à cette époque qu'un catarrhe très-aigu apparut. Mme. N., qui avait plus de confiance en ses médecins qu'en la nature, fut les consulter; même manière de voir, même traitement, même résultat. Fatigués de la longueur de la maladie et du peu de chances favorables qu'elle présentait, ces messieurs l'abandonnèrent à son sort.

A mon arrivée, mes parens, qui lui portaient beaucoup d'intérêt, m'engagèrent à aller la voir, pour leur en donner des nouvelles. En entrant, qu'aperçois-je? une malheureuse infléchie sur son lit : la figure que l'on a improprement appelée hippocratique; une maigreur qui décelait le passage du deuxième au troisième degré de marasme. Après avoir inspecté les diverses fonctions, j'aperçus que cette dame était conduite à la mort par une pulmo-gastrite chronique décelée par des crachats extrêmement tenaces, sanguino-purulens, qui, à en juger par l'auscultation médiate et la percussion, tiraient leur origine de la partie antérieure supérieure du poumon droit. En effet, la percussion donnait un son mat dans l'étendue d'un peu plus de la paume de la main; l'auscultation un râle muqueux; l'oreille appliquée sur cette partie confirmait ce résultat. La langue lancéiforme présentait à l'extrémité un point rouge fort intense; les pourtours l'étaient beaucoup moins; le centre était couvert d'un enduit muqueux. L'estomac refusait tous les alimens solides, quelquefois les liquides; le ventre était ballonné; les intestins tourmentés par des vents qui paraissaient avoir leur siége dans les grêles; la pression n'était pas douloureuse. Elle n'avait de selle que tous les deux ou trois jours ; les reins, la vessie ne présentaient aucun dérangement dans leurs fonctions ; la région hépatique paraissait un peu plus élevée que dans l'état physiologique. Cependant la pression n'y développait aucun point douloureux. Les facultés intellectuelles étaient un peu assoupies ; cependant aucun de ces symptômes qui pussent indiquer que le cerveau était de la partie : point de soubresaut dans les tendons, point de dilatation dans les pupilles, point de mouvemens convulsifs des releveurs de la lèvre supérieure, d'action bien prononcée des dilatateurs de la narine.

Après avoir réfléchi sur ce que je venais d'observer, je pensai que l'altération profonde de la santé de cette dame était la conséquence de l'inflammation de l'appareil organique de deux fonctions : celle de la digestion, celle de la circulation ; que si l'estomac était plus spécialement affecté dans la première, le poumon l'était également davantage ; que c'était sur ces deux organes qu'il fallait diriger l'action médicatrice. La considération de l'âge, des longues souffrances, était une contre-indication des antiphlogistiques très-actifs, et d'ailleurs les avantages que j'avais déjà retirés de l'emploi des cataplasmes m'engagèrent à y avoir encore recours dans cette circonstance. En conséquence, je fis faire un large cataplasme, qui couvrait la poitrine depuis la partie supérieure du sternum jusqu'à la région ilio-pubéenne ; afin qu'il fût plus facilement renouvelé, je le fis faire de deux pièces ; j'insistai sur ce qu'il fût renouvelé trois fois par jour ; et, afin que son action fût plus prononcée, je fis arroser la face qui devait être en contact avec les parties malades avec de l'huile. Comme l'approche des frimas devait faire craindre leur influence, j'ordonnai qu'on eût l'attention de mettre des serviettes chaudes souvent renouvelées, et, si on pouvait se la procurer, une peau préparée sur le cataplasme, afin d'y entretenir une chaleur uniforme, permanente. L'altération étant assez intense, la partie inférieure du tube moins irritée, je conseillai des lavemens légèrement nourrissans, composés d'une forte décoction d'orge mondé coupé avec un quart de lait. Cette prescription fut continuée quatre jours, époque à laquelle j'explorai les forces digestives, d'abord par un verre de sirop de guimauve assez chargé. La digestion s'en étant faite, je m'enhardis; le lendemain je lui fis prendre un peu de lait dans lequel j'avais fait mettre deux cuillerées de fleur de pommes-de-terre. Le lendemain, je supprimai les lavemens nourrissans; j'augmentai la fleur de pommes-de-terre. Les jours suivans je la remplaçai par la semoule, la farine de maïs. Huit jours après le traitement, elle digérait bien toutes les fécules. Le mieux se soutenant, l'appétit se prononçant, je crus qu'il fallait moins redouter la présence du stimulus; je prescrivis en conséquence le régime suivant : le matin, quelques cuillerées de potage; sur les midi, un œuf à la coque; et le soir, quelques cuillerées d'herbe très-cuite; et pour boisson la gomme. Je me gardai bien d'ordonner les sirops acidules; ils irritent (ils sont métastatiques). J'ai constaté ce fait un très-grand nombre de fois aux hôpitaux soit de Lyon, soit de Paris. A peine quinze jours étaient-ils écoulés, que l'expectoration, la toux étaient totalement disparues; il ne restait plus à l'auscultation qu'un léger râle; point de pectoriloquie, point de bronchophonie; les selles avaient une fréquence habituelle; la langue reprenait sa nuance physiologique; mais, sachant par expérience combien les indiscrétions de régime sont fatales aux convalescens, je l'amenai graduellement à son régime primitif. Au bout de six semaines, elle se tenait des journées entières levée. Enfin, à mon départ, c'est-à-dire deux mois après, elle vaquait à ses occupations.

Cette observation me paraît intéressante sous le rapport de la médication émolliente. Elle apprend quel heureux résultat on peut obtenir de ce médicament héroïque, lorsque son action n'est pas balancée par le concours de ceux qui ont des propriétés absolument hétérogènes, par exemple, des contre-stimulans, comme je l'ai vu pratiquer dans plusieurs hôpitaux. Je saisis cette occasion pour manifester ma répugnance pour l'emploi d'une telle médication; je proteste, en général, contre tous les agens mixtes. Si je ne craignais de sortir des limites que j'ai assignées à cet opuscule, je rapporterais beaucoup d'autres faits également probans; je me contenterai d'y joindre le suivant :

M. ***, marchand de blé, à Dijon, portait depuis deux années une gastro-entérite chronique (1), dont la cure avait été abandonnée à la nature par les médecins. Quand M.*** leur demandait du soulagement, ils répondaient : Patientez. Mais les affections qui ne sont pas arrêtées dans leur marche, étendent leur racine, et il arrive une époque où les inflammations ne transigent plus avec le traitement ; alors la désorganisation devient inévitable. Étant allé chez M.*** pour lui vendre du grain, je le vis tourmenté par de violentes douleurs stomacales ; je l'interrogeai sur la nature de ses souffrances : hélas ! Monsieur, me dit-il, il n'est plus d'espoir de guérison pour moi. Lui ayant demandé s'il éprouvait des vomissemens ; s'il existait un point douloureux fixe, permanent à la région pylorique, une constipation : sur sa réponse affirmative jointe à la considération de l'état de la langue, qui était rouge, de la soif qui était intense, de la peau qui donnait au tact un sentiment de chaleur âcre, du pouls qui était irrégulier, de la tête qui était douloureuse à la région susorbitaire, je prononçai qu'il existait une affection chronique, qu'il fallait agir sans retard, et que, s'il voulait m'honorer de sa confiance, j'avais l'espoir de le rétablir ; et je m'autorisai de plusieurs faits qui étaient en partie connus de M***. Voyant qu'il n'était pas éloigné de me l'accorder, je lui prescrivis le traitement rapporté dans les observations précédentes, avec les seules modifications de ne couvrir que le ventre et de ne prendre que l'exercice passif ; l'actif étant nuisible dans les inflammations des viscères en général ; et la physiologie en donne l'explication. M.***, au bout de trois mois, fut parfaitement rétabli.

---

(1) C'est une erreur de croire qu'une maladie qui date de plus de quinze jours est une affection chronique, comme le professent beaucoup de médecins. On doit entendre par-là une irritation qui, à son début, apparaît avec un appareil de symptômes peu saillans, ou celle qui, s'étant développée avec un appareil de phénomènes foudroyans, diminue graduellement pour n'en conserver que la trace, ce que l'on observe spécialement chez les tempéramens sanguins, les constitutions athlétiques, où la première période ne présentant pas de fixité, on ne peut assigner d'époque fixe à la naissance de la chronicité.

LES NARCOTIQUES.

Les médicamens qui possèdent cette propriété ont la vertu d'engourdir, d'éteindre les phénomènes vitaux; c'est principalement sur le système nerveux que leur puissance se manifeste. C'est probablement ce qui les a fait considérer comme adoucissans, sédatifs, calmans. C'est en prenant en considération la relation organique soumise à l'influence nerveuse, qu'on peut expliquer leur action si instantanée sur plusieurs organes.

Parmi les diverses substances de cette classe de médicament qui ont été employées jusqu'à présent, aucune n'a joui d'une faveur plus méritée que l'opium, on l'a alliée à une infinité d'autres, usage que nous n'approuvons nullement, attendu qu'en agissant ainsi, on paralyse, on neutralise ses propriétés : on ne peut obtenir que des résultats mixtes dans lesquels on ne peut démêler, s'il y a amélioration, quelle est celle qui a déposé son tribut d'action. À quoi servent donc ces travaux, d'ailleurs si recommandables, des chimistes expérimentateurs, si on a toujours cette antique manie d'associer sept ou huit substances qui ont des propriétés absolument hétérogènes?

J'ai vu à Lyon employer le vin d'opium (mélange informe d'opium, de cannelle, de clous de girofle, de safran infusé dans le vin d'Espagne) jusqu'à douze gouttes, pour un individu qui avait une tumeur érectile, qui avait acquis le développement de la tête d'un enfant ; s'il donnait un peu de calme la nuit, en revanche son ingestion occasionait des douleurs stomacales, qui firent pendant quelque temps suspendre son usage ; on a invoqué, avec le même insuccès, son action pour un malade qui avait une tumeur cancéreuse à l'angle des côtes abdominales ; deux femmes qui portaient des cancers ulcérés de la mamelle n'en éprouvèrent aucun soulagement.

A l'hôpital Beaujon, on s'est servi avec avantage de l'opium pour calmer l'insomnie d'un malade, qui a succombé aux accidens consécutifs d'une fracture. Le même succès s'est signalé, au même hôpital, sur plusieurs individus qui avaient des tumeurs blanches. On sait que dans la periode avancée de cette terrible affection, les malades passent et les nuits et les jours dans la plus cruelle agonie, et que le seul secours que l'on puisse leur offrir ; c'est de tromper leur douleur. Je l'ai vu échouer sur deux tétanos à Lyon : à la vérité, l'affection était déjà avancée lorsque les malades furent apportés à l'hôpital, et l'on sait que, quel que soit le traitement, il est bien difficile d'arrêter les progrès de cette affreuse maladie. J'en ai acquis encore tout récemment la preuve dans une des salles de M. Renaudin, sur un individu chez lequel il s'était manifesté à la suite de l'action solaire.

Quelquefois les douleurs névralgiques sont si aiguës, que le malade est dans un état permanent d'insomnie, comme je l'ai observé à Beaujon. M. Marjolin employa dans cette circonstance l'extrait aqueux d'opium, qui produisit beaucoup de calme les nuits suivantes.

M. Guersent ajoute quelques gouttes d'opium au collyre adoucissant qu'il emploie pour les ophtalmies.

M. Magendie additionne quelques gouttes au lavement qu'il prescrit dans les tenesmes.

Pour énumérer les circonstances dans lesquelles nous l'avons vu employer avec succès, nous dirons qu'il a été utile pour apaiser les irritations qui s'étaient développées dans les voies digestives, qui avaient produit, pour la partie supérieure, des vomissemens opiniâtres, comme je l'ai remarqué à Beaujon (salle de médecine), à l'hospice de la Vieillesse; pour la partie inférieure, des déjections avec tenesme. Dans un hôpital de Paris, on a vainement tenté sa puissance sur un individu chez lequel l'expectoration s'était supprimée. Son insuccès tenait à ce que le médecin ne s'étant pas formé une théorie exacte sur son action, n'en avait pu saisir l'indication.

Pourquoi cette différence si notable d'effets que nous remarquons dans les prescriptions diverses d'opium? C'est que la première est un alliage de propriétés narcotiques et de propriétés excitantes où la puissance attractive domine l'action tempérante, tandis que la seconde étant homogène produit un effet unique, le narcotique.

Pott a singulièrement vanté ses heureux résultats dans la gangrène. M. Boyer le conseille dans la même affection. Nous pensons que ces succès brillans prouvent et la nature inflammatoire de la gangrène , et la vertu tempérante de cette substance.

M. Magendie emploie l'acétate de morphine dans les cas que nous venons d'énumérer : souvent il a dévoilé son efficacité.

Quelles que soient les préparations dont on fasse usage, il faut l'employer à petites doses ; à doses élevées cette substance produit l'empoisonnement. Par quel mécanisme ? Question importante qui doit jeter le plus grand jour sur la distinction à établir entre les excitans et les tempérans, puisque, étant appelée à faire connaître leur mode d'action, elle doit fournir l'indication de leur emploi. Il résulte d'expériences faites sur les chiens, et d'observations recueillies sur l'homme, qu'elle détermine des stases pulmonaires sanguines; que jamais son injection ne produit ces destructions organiques, toujours consécutives à l'action excitante. D'où émane cette variété d'effets? des propriétés : les unes amènent la cessation des fonctions, en privant les organes de la faculté excitatrice ; les autres, en l'y accumulant, y déterminent des commotions foudroyantes.

DES LAXATIFS.

En réfléchissant bien sur le mode d'action des laxatifs , en prenant en considération leur effet consécutif, on observe en eux des propriétés qui les rapprochent beaucoup des émolliens, et encore davantage des narcotiques. Un autre point de contact avec les premiers , qui ne doit point être négligé attendu qu'il est fréquent en conséquence, c'est que, comme eux, ils contiennent plusieurs principes que l'on retrouve dans un grand nombre d'alimens. Ces motifs m'ont paru suffisans pour les détacher entièrement des excitans, dont ils n'ont de commun que la production évacuative; production évacuative qui s'opère par un mécanisme absolument inverse : les purgatifs proprement dits agissent en déterminant une violente excitation qui amène un accroissement d'énergie dans l'organe ; les laxatifs manifestent leur vertu en sens diamétralement opposé ; c'est en déposant sur l'expansion sensitive une action atténuante en vertu de laquelle les tissus perdent non-seulement l'irritation motrice, mais aussi celle de nutrition ; considération importante qui ne nous éloigne pas de croire que si les papilles étaient long-temps soumises à leur action, leur faculté sensitive s'éteindrait totalement. Quelques expériences que j'ai faites, et que je me propose d'augmenter, me fournissent ces conclusions.

Il arrive souvent, surtout dans l'âge avancé, que les matières fécales soient retenues dans les intestins, et quelle que soit la quantité de lavemens administrés, elles y séjournent opiniâtrément. J'ai observé ces faits à Lyon, au Val-de-Grâce, à Beaujon ; aux Enfans, très-rarement ; nulle part aussi fréquemment qu'à l'hospice de la Vieillesse. M. Magendie les combat par l'huile de croton, quelquefois par celle de ricin ; M. Broussais, considérant cette accumulation comme le résultat d'une inflammation, met quelques sangsues sur la partie correspondante au siége, puis administre quelques jours après la manne.

Il résulte des expériences que j'ai faites sur les chiens, que les purgatifs long-temps continués finissent par donner des constipations très-opiniâtres, tant l'irritation a de tendance à occuper son siége de prédilection. Dans toutes les salles de chirurgie, dans celles, aux Enfans, destinées aux maladies cutanées, j'ai remarqué que l'estomac était l'organe qui sympathisait davantage avec ceux qui étaient *endoloris*. Serait-ce le centre ganglionnaire qui deviendrait, dans cette circonstance, le foyer de réverbération : nous le pensons.

La propriété des laxatifs, de produire des selles en détruisant l'irritation, en même temps qu'elle leur accorde une place distinguée parmi les tempérans, nous offre une distinction importante à établir avec les purgatifs : distinction dont l'influence se fait sentir avantageusement dans leur application. En effet les purgatifs ne doivent être employés que pour opérer une dérivation, tandis que les laxatifs doivent être employés dans des conditions éliminatoires, tempérantes, comme celle que nous venons de signaler à l'instant.

On a donné le nom de saignées locales à celles qui sont faites par les sangsues et les ventouses scarifiées ; tandis qu'on a réservé le nom de générales à celles qui sont pratiquées par la lancette ; on a également donné à ces dernières le nom de révulsives.

Cette distinction est essentiellement vicieuse, attendu qu'elle ne présente point le caractère des définitions, d'être la traduction des faits : en effet, quelles sont les conditions exigées en thérapeutique pour qu'une action soit générale ? De frapper sur tous les organes. Hé bien ! employez une quantité de sangsues suffisante, vous aurez d'abord une déplétion du système cutané, si elles sont apposées sur cet appareil ; ensuite, l'action se continuant, le dégorgement des vaisseaux qui s'y rendent aura lieu, dégorgement d'autant plus considérable que l'attraction sera développée sur davantage de points. Et n'a-t-on pas vu des syncopes être la conséquence de leur emploi ? Un malade est mort à la suite des sections de sangsues, que les infirmiers n'avaient pu arrêter. Relativement à l'action révulsive, non-seulement la phlébotomie ne la possède pas seule ; mais cette propriété a été dévolue aux ventouses scarifiées, et dans certaines circonstances aux sangsues. Quel est l'effet d'un révulsif ? de dégorger un organe à distance ; mais les sangsues, mais les ventouses scarifiées possèdent également cette vertu ! Non, ce n'est pas là ce qu'il faut entendre par révulsif. Un agent sera porteur de cette action quand il aura en lui les propriétés en vertu desquelles le sang obéira à son attraction, même contre son cours habituel. Or, il conste par l'observation que les ventouses scarifiées, surtout d'après le procédé de M. Larrey, possèdent cet avantage.

D'après cette courte digression, nous pouvons établir une classification, à ce qu'il nous paraît, plus méthodique des saignées ; classification fondée sur leur mode d'action. Nous conserverons le nom de saignée déplétive à la phlébotomie, et celle de dépléto - révulsive aux ventouses scarifiées et aux sangsues.

Si la phlébotomie est employée par tous les praticiens pour les inflammations des tissus parenchymateux, il n'en est pas ainsi de celle
des autres organes. M. Broussais lui préfère, dans cette circonstance,
les sangsues; et M. Larrey les ventouses. M. Renaudin, qui retire
des succès si brillans de la médecine physiologique, adopte sans res-
triction les idées de l'auteur de la doctrine nouvelle. Dans les inflammations cérébrales, M. Magendie ouvre la jugulaire; M. Larrey, tantôt la jugulaire, tantôt la temporale, selon que les circonstances le permettent. Il a observé qu'en ouvrant la jugulaire on doit
s'opposer à l'entrée de l'air : il a vu des accidens graves en résulter.
M. Rostan lui préfère la phlébotomie médiane. Il est en cela d'ac-
cord avec M. Guersent, qui ajoute l'action révulsive des sangsues
quand les circonstances le commandent. J'ai vu MM. Janson et Marjolin obtenir d'heureux résultats de l'ouverture médiane céphalique
dans des congestions cérébrales consécutives à l'ébranlement de l'organe sensitif. Ce dernier praticien a ordonné, dans deux cas où il
existait une plaie à la tête, l'apposition des sangsues, probablement
dans l'intention de favoriser l'action de la phlébotomie en dégorgeant
localement et en révulsant. Par cet heureux concours de moyens, cet
honorable praticien a tiré d'un péril éminent deux malades qui auraient
inévitablement succombé à une médecine expectante.

M. Laennec, dans les phlegmasies articulaires, faisait une légère
saignée du bras, qu'il considérait comme un léger adjuvant de son
médicament héroïque. Nous avons été à même d'apprécier cette médication.

DES DÉPLÉTO-RÉVULSIFS.

Sangsues. Nous pensons établir une distinction utile en faisant res-
sortir la différence palpable d'effet qui existe entre la phlébotomie et les
dépléto-révulsifs : quoique nous ayons déjà spécifié les principaux traits
qui leur donnent un facies si dissemblable; néanmoins nous y ajouterons, pour compléter le tableau, que l'usage et des sangsues et des
ventouses, produit une révulsion apparente, pour les sangsues, par

des boutons; appréciable, pour les scarifications, par les mouchetures sanguines : que l'action de l'un et l'autre est quelquefois tellement instantanée, que les malades ont éprouvé un soulagement réel pendant l'application. Nous ajouterons également que ce n'est que par les points révulsifs multipliés, que l'on peut expliquer les heureux effets que l'on obtient si souvent des sangsues.

M. Auguste Jol.... avait une trachéo-amygdalite, qui avait été exaspérée par l'application sur ce dernier organe de plusieurs grains de poivre. La déglutition même du liquide devint très-difficile : la voix était rauque : tous les muscles vocaux opéraient dans leur action un mouvement de totalité. L'inflammation paraissait disposée à descendre dans les bronches, ce qui était annoncé par une toux sèche ; la langue était rouge ; la digestion un peu difficile ; la tête douloureuse. La vie active de M. Jol... ne lui permettait pas de conserver le lit ; je crus qu'il fallait agir énergiquement, ce que commandaient d'ailleurs son tempérament, sa constitution, son idiosyncrasie : vingt-cinq sangsues furent appliquées sur les parties latérales du larynx ; un cataplasme émollient, diète absolue. Le malade, que je vis le surlendemain, m'annonça qu'il allait très-bien, qu'il se disposait à reprendre ses occupations. Son cou était encore couvert de petites tumeurs sanguines, dont la résolution ne tarda pas à s'opérer. ,

M. Guersent emploie les saignées générales pour l'inflammation des tissus parenchymateux dans les phlegmasies cutanées, quand l'orgasme est considérable. Il ne dédaigne pas son emploi dans les congestions très-actives du cerveau ; alors il y joint souvent avec avantage les dépléto-révulsifs. Il y a recours aussi quelquefois pour les gastrites intenses : alors les jours suivans il fait faire une saignée dépléto-révulsive à la région pylorique. Chez une jeune personne qui avait des accès d'hystérie, il fit pratiquer la phlébotomie, la jeune personne fut beaucoup soulagée. Il est vrai qu'il ajouta les sangsues.

M. Janson, qui a traité plusieurs hypertrophies du cœur avec succès par la méthode de Valsalva, y faisait concourir les saignées générales. Dans deux cas, il accrut leur effet par des sangsues.

M. Gilbert a publié plusieurs observations intéressantes qui démon-
trent à l'évidence l'avantage qu'on peut en retirer dans le traitement
des métrites chroniques.

M. Broussais les a employées avec le succès le plus brillant dans
toutes les phlegmasies chroniques.

M. Marjolin a invoqué leur action pour une enchymose qui a disparu ; dans cette circonstance, M. Larrey préfère la compression.

Les engorgemens glanduleux disparaissent souvent à la suite de
leur application. Au Val-de-Grâce, j'ai été témoin d'une application
heureuse dans un engorgement du tissu cellulaire. Ne pourrait-on
pas faire disparaître les goitres commençans, par des applications
répétées ? Je le pense. M. Larrey a dans ce moment, dans ses salles de
clinique, un goitre, formé par la dilatation des rameaux de la thyroïde
inférieure, qui a diminué de moitié par plusieurs applications succes-
sives. Il y a joint la phlébotomie jugulaire.

La colique de plomb, qui est traitée à la Charité par les drastiques,
cède constamment à Beaujon à l'application des sangsues et des fomentations. Le même succès s'est manifesté à la Charité : sur cinq malades
qui ont été traités par M. Landré-Beauvais, qui avai. pendant le
cours du traitement administré la manne, j'ai cru remarquer que la
cure avait été plus longue ; peut-être est-ce parce que M. Landré-
Beauvais n'avait pas employé autant de sangsues. Pour les érésipèles à
la face, elles doivent être placées au début : du moins, c'est ce qui
me paraît résulter d'essais infructueux passé les quinze jours d'invasion.

Les ventouses. On est autorisé, d'après un grand nombre de faits,
à accorder aux ventouses des propriétés essentiellement révulsives. Les
succès que M. Larrey en obtient fréquemment mettent hors de doute
cette assertion. Souvent elles ont été employées avantageusement à
Beaujon ; cependant il ne faut pas trop exalter leur vertu. Je vais es-
sayer de tracer leur limite : pour cela je vais signaler les cas où les
sangsues doivent leur être préférées : les inflammations des yeux en
général , appliquées sur les parties latérales du nez ; pour les organes

vocaux, sur les parties latérales du larynx. Dans ces deux cas elles déplètent parfaitement, et n'exposent pas, comme les ventouses, à la surexcitation. M. Larrey n'admet pas cette distinction ; ce chirurgien distingué emploie un procédé qui nous parait préférable à celui qu'on met communément en usage : il consiste à brûler de l'étoupe dans une ventouse ordinaire, à larder latéralement l'ampoule. Il y a recours pour les hydrothorax , les ascites; je l'ai vu réussir concurremment avec les moxas. Dans les fractures rapprochées des articulations il en fait aussi usage pour prévenir la congestion, qui peut être la conséquence de la commotion articulaire.

Un malade était entré à l'hôpital pour un érésipèle de la jambe, qui avait presque disparu, lorsqu'il lui survint un lumbago. M. Marjolin, à la visite, prescrivit une application de ventouses sur chaque côté de l'épine. Deux jours après le lumbago avait disparu.

Au Gros-Caillou elles se sont montrées souvent utiles dans les phlegmasies articulaires naissantes.

Excitans internes. Si la convergence des fluides sur un point, la nutrition surhabituelle, sont les phénomènes qui annoncent dans un médicament les propriétés attractives, assurément les toniques, dans une classification thérapeutique, doivent faire partie de cet ordre d'agens.

Dans l'état de santé, les toniques, dit un auteur, ne laissent aucune trace sur les organes des individus. Cette assertion n'est exacte qu'autant qu'on n'en fait pas un usage habituel, ou qu'ils sont fortement étendus; mais si les molécules alcoholiques sont très-rapprochées, et que l'usage en soit habituel, ils exciteront toutes les constitutions, quelques disposées qu'elles soient à la réaction. Il est vrai qu'il existe des personnes qui en ingèrent une grande quantité sans en être gravement incommodées; ces individus, si vigoureux en apparence, portent le germe d'une inflammation qui les foudroie à l'instant qu'elle éclate. J'ai vu chez moi trois individus, qui avaient des constitutions herculéennes, succomber à des hydropisies, qui sont toujours la conséquence d'une irritation viscérale.

Les médecins conseillent, aux personnes qui sont dans un état débile, les toniques ; la débilité organique étant toujours acquise, toujours le résultat d'une irritation qui enraye une fonction, détruisez l'inflammation, et les forces reparaîtront.

Melle. ✱✱✱, à la suite d'une suppression menstruelle, eut une laryngo-trachéite très-intense. Étant appelé pour la traiter, tandis que j'entrais, je la vis tomber en gagnant d'une chaise son lit. Son âge, sa constitution, m'engagèrent à négliger cette considération, et à développer des moyens énergiques pour terrasser l'inflammation. Vingt-cinq sangsues, qui coulèrent cinq heures, diète sévère, telle fut la prescription. Le lendemain elle demanda des alimens. Huit jours après elle avait repris ses occupations.

Locaux. Le quinquina, ou ses préparations, sont employés à combattre les fièvres intermittentes. M. Broussais fait précéder son injection d'une application de sangsues. Pendant plus de quatre ans j'ai vu constamment réussir cette médication. M. Renaudin administre huit grains en quatre pilules, avec la diète très-sévère. M. Guersent suit cette proportion pour les enfans : quatre grains pour les enfans de deux à quatre ans ; six grains pour ceux de quatre à six ; enfin huit grains pour ceux de six à huit.

L'application des sangsues devient nécessaire lorsque les symptômes de l'irritation stomacale sont sensibles.

Un malade est entré dans un des hôpitaux de Paris pour se faire traiter une brûlure, qui était déjà en voie de guérison ; il survint un frisson de cinq heures, auquel succéda une diaphorèse de même durée. Le lendemain il y eut une intermittence qui fournissait assurément l'indication du quinquina. Il lui fut administré à la dose de huit grains. Le lendemain les accès avaient acquis un peu d'intensité : même prescription. Le troisième jour de l'accès les symptômes ataxiques apparaissent : diète très-sévère. Le quatrième l'agonie lui succède. Le cinquième il était éteint.

M. ✱✱✱, médecin à ...., fut appelé pour traiter M. ✱✱✱, maître d'école à ...., qui avait tous les symptômes de l'adynamie. Le quinquina fut administré à une dose d'autant plus élevée, que les forces baissaient davantage. Le malade succomba après dix jours de traitement.

Étant à Lyon, où je suivais les visites de M. Janson, il y a huit ans, je fus témoin de trois tentatives infructueuses dans des circonstances analogues : cet honorable praticien, qui n'avait pas le sot orgueil de voiler ses revers, me dit qu'il inclinait fortement pour les idées de M. Broussais, et qu'il se proposait d'apporter une modification à sa médication.

J'ai vu une femme à l'hospice de la Vieillesse qui avait depuis fort long-temps un point fixe permanent à la région pylorique ; comme il développait quelquefois un mouvement fébrile, le médecin qui faisait le service pour M. Magendie, lui prescrivit un peu de vin de quinquina. Le jour suivant, à la visite, vomissemens continuels, agitation. L'acétate de morphine administré par M. Magendie calma un peu ces accidens.

Nous avons eu à la maison un cheval que l'on avait élevé. A l'âge de quatre ans il eut une gastro-entérite, caractérisée par la chaleur de la langue, constipation opiniâtre, que le vétérinaire considérait comme mécanique, c'est-à-dire, pour me servir de ses expressions, comme étant le résultat d'une atonie intestinale. Conséquent à ses principes il faisait avaler deux fois par jour l'écorce de chêne à ce malheureux cheval, qui succomba trois mois après le traitement. L'ouverture étant faite, je trouvai la muqueuse totalement détruite dans les deux tiers inférieurs de l'estomac ; les intestins criblés d'ulcères ; un épanchement considérable d'un fluide séro-sanguinolent entre les ventricules, ce que j'avais soupçonné de son vivant : il avait toujours la tête dans la mangeoire.

Les toniques étant à nos organes ce qu'est l'oxigène aux combustibles, leur action produira sur eux une combustion d'autant plus active que leur principe sera plus concentré ; et de là l'indication de faire précéder constamment l'emplo du sulfate de quinine, dans le traitement des fièvres intermittentes, d'une application de sangsues.

La sauge a été employée, dit un auteur, comme gargarisme dans les aphthes. Les praticiens qui en ont fait usage n'avaient probablement pas étudié les lois métastatiques. L'observation journalière, dans cette circonstance, prouve combien l'emploi des médicamens de cette nature est nuisible.

Il s'est développé, il a deux ans, à Saint-Julien, sur le troupeau de la commune, une maladie épidémique (1) qui avait tous les caractéres d'une gastro-entérite : langue rouge, ardente ; constipation opiniâtre, peau âcre ; sécrétions diminuées ; abattement, conséquemment irritation encéphalique ; respiration laborieuse ; les mouvemens des inspirateurs étaient de totalité. N'ayant pas de stéthoscope, il me fut impossible de délimiter l'étendue du foyer d'irritation pulmonaire. La percussion me parut donner un son mat, que justifia l'auscultation immédiate.

Il ne me fut pas difficile, en analysant bien toutes les fonctions et en mettant en parallèle les diverses périodes d'inflammation, de reconnaître le berceau, le développement, les ramifications maladifs, attendu que l'étable à vaches contenait huit malades. Chez les unes, on observait : rougeur de la langue, soif, constipation; chez d'autres, à ces symptômes se joignaient de la fréquence dans le pouls, de la chaleur à la peau, de la diminution dans les sécrétions ; enfin, la troisième période se décelait, dans une dernière catégorie, par l'affaissement instinctif.

Ces données étant acquises, les indications s'offraient d'elles-mêmes, et je crus assez bien les interpréter en éloignant des malades, à l'invasion, non-seulement tous les alimens présumés avoir des propriétés stimulantes, mais en les privant même de ceux qui ont les propriétés

---

(1) Cette maladie s'est annoncée dans des circonstances analogues à celles que nous avons signalées ; le troupeau de Saint-Julien paissait une prairie qui représente un triangle dont deux des angles sont limités par des bois fort élevés, et le troisième par le versant d'une montagne.

5

les plus innocentes ; en les désaltérant avec l'eau amortie (1). Je fis pratiquer de fortes saignées, dont le nombre était en rapport avec la constitution individuelle : des lavemens émolliens prescrits de huit à dix par jour. Les jours suivans, l'animal désirant ardemment des alimens, je lui en fis donner en très-petite quantité que j'augmentai successivement. A peine huit jours s'étaient-ils écoulés, que la langue était moins ardente ; les matières rendues plus fréquemment pour celles qui avaient une gastro-entérite, plus consistantes pour celles qui avaient une gastro-colite ; l'altération était tombée. Voyant l'affection sur le point de se résoudre, je fis pratiquer, avec un bouchon de paille, de fortes frictions long - temps continuées sur toute la péri-phérie ; et, en quinze jours de traitement, j'eus la satisfaction de mettre hors de péril deux individus, tandis que le médecin vétéri-naire de Dijon, en leur administrant l'infusion de sauge dans le gros vin, ou les perdait quelques jours après l'invasion, ou favorisait, lors-que la nature bienveillante préparait les matériaux de la réaction, l'état chronique. J'en ai conduit plusieurs en voie de guérison, qui avaient su-bi ce traitement incendiaire. Mes succès ayant été complets, je ne pus faire d'observations cadavériques sur mes malades ; M. le médecin vétérinaire eut l'obligeance, par sa médication, de m'en offrir la fa-cilité.

Un de mes parens, à qui j'avais manifesté le désir de vérifier les fortes présomptions que j'avais établies sur la nature de cette affection, vint, quelques jours avant mon départ, me prévenir qu'*il avait de quoi me contenter*.

M'étant rendu à son étable à vaches, je vis une vache étendue sur la litière, qui, avant de succomber, avait présenté tous les symp-tômes que nous avons assignés à la troisième période. Le traitement

---

(1) En thérapeutique, on ne prend pas assez en considération la température des liquides ingérés : trop basse, elle agit comme métastatique ; trop élevée, elle active l'irritation.

avait été analogue à celui que l'on avait mis en usage chez celles que nous avons sauvées.

L'ouverture étant faite, j'observai : pour le cerveau, un épanchement séro-sanguinolent, injection de l'arachnoïde, endurcissement de la dure-mère; pour la poitrine, sur le poumon correspondant au côté où la percussion, l'auscultation immédiate m'avait décelé un engorgement, une hépatisation dans les deux tiers supérieurs, au centre de laquelle je remarquai une grande quantité de tubercules aux diverses périodes d'accroissement ; les cellules de la partie inférieure gorgées de sang; l'autre poumon était sain ; les cavités droites du cœur distendues ; l'origine de l'aorte ponctuée dans l'étendue de trois à quatre pouces. Pour le ventre, j'observai, sur les diverses cavités qui constituent l'estomac, une distension considérable de l'herbier, son insertion à l'œsophage d'un rouge marbré (comme je l'ai fait apercevoir à des personnes qui s'étaient présentées). La gouttière de communication de l'œsophage avec le bonnet et le feuillet, était également rouge. La membrane interne du bonnet, qui, comme on le sait, est très-blanche, était rouge, détruite dans certains endroits; les feuillets du troisième estomac étaient carbonisés. Enfin, la caillette était couverte d'ulcères, le foie engorgé, l'un des reins désorganisé.

L'on voit, d'après ces désordres, que l'analogie de symptômes devait porter à reconnaître une parité d'affection, à faire usage de moyens identiques à ceux que l'on met en usage chez l'homme. C'est ce que nous avons fait.

On ne saurait trop signaler l'action excito-révulsive du mercure, du tabac, médicament dont l'emploi abusif a fait tant de victimes. L'ignorance et le charlatanisme, qui depuis si long-temps exploitent ses propriétés, ont semé dans la constitution d'innombrables individus le germe de maladies incurables, qui attesteront probablement encore long-temps l'empire des préjugés.

M. *** se lia d'amitié, en se rendant à Paris, avec Mad. ***, qui lui fit présent d'un souvenir. M. *** ne désirant pas garder plus long-temps le gage bienveillant de son aimable compagne, fut chez son

pharmacien, pour l'engager à lui faire connaître les formalités à remplir pour donner congé à son hôte. M. l'apothicaire lui donna une
préparation héroïque, qui fit disparaître l'écoulement en deux jours :
mais comme tout se compense par la médecine excitante, il eut une
violente diarrhée, qui datait de huit jours lorsqu'il vint me voir.

En signalant l'abus des agens de cette nature, je ne prétends pas les
bannir de la thérapeutique, mais en circonscrire les limites. Le fait
suivant prouve qu'employés par un homme éclairé, ils peuvent fournir
de puissantes ressources à l'art de guérir.

Un malade est entré au Gros-Caillou pour éprouver du soulagement
à une douleur dorsale; M. Larrey, considérant cette affection comme
rhumatismale, employa trois fois les ventouses, toujours infructueu-
sement. Cette ténacité irritative l'engagea à porter son investigation
sur les organes génitaux, et là il découvrit la solution du problème. La
trace très-apparente de chancres le mit sur la voie : ayant injecté
dans le canal un liquide irritant, la réapparition de l'écoulement et
la suppression de la douleur dorsale furent simultanées.

Les étranglemens, soit par constriction, soit par engorgement, sont
combattus par la fumée, la décoction de tabac : il me semble que c'est
à tort, attendu que l'irritation, l'inflammation intestinale, est toujours la conséquence de la constriction, et qu'en employant un tel
moyen, on la fait voyager à la partie inférieure. Aussi l'illustre Pott
en usait-il avec discrétion.

Quelques médecins ont voulu utiliser l'action attracto-révulsive du
tabac pour combattre les douleurs de tête (irritation encéphalique).
Souvent l'expérience, en déjouant leur combinaison, leur a prouvé
qu'ils étaient dans une étrange erreur.

Elle a démontré à ceux qui ont le don d'observer (car souvent, *habent
oculos et non vident*) que l'irritation développée à courte distance se
réfléchit sur le foyer primitif, comme j'ai été à même de l'observer plusieurs fois sur M. Vallot, qui éprouve toutes les fois qu'il prend du tabac,
un sentiment de titillation, qui du siége du tabac s'irradie à l'instant
jusqu'au cerveau. Un jour que je déjeunais avec lui, je fus frappé de

la célérité avec laquelle l'irritation ascendait de la narine, qui était le siége du foyer irritatif, au globe oculaire; on suivait à l'œil l'injection successive des vaisseaux capillaires.

Généraux. Nous ne croyons devoir signaler d'autres différences entre les diffusibles et les toniques, que la propriété d'agir sur une plus large surface, d'avoir un contact plus immédiat avec les expansions nerveuses, et, par cela même, de posséder une célérité d'action plus prononcée. Nous croyons également, contre l'opinion de quelques auteurs, que leur effet est aussi permanent que celui des toniques. L'expérience journalière appuie cette assertion.

M. ***, cabaretier à....., était, depuis fort long-temps, dans l'usage de tenir société à ses cliens, lorsqu'il ressentit une douleur fixe, permanente, qui répondait à la région pylorique; sa langue était rouge, la soif intense, le ventre météorisé, la constipation opiniâtre (il y avait six jours qu'il n'était allé à la selle); une céphalalgie habituelle, de l'agitation pendant la nuit; la peau présentait au tact une chaleur âcre; le pouls petit mais fréquent. Ayant reconnu, chez ce malade, une irritation du tube digestif, je lui conseillai le régime antiphlogistique, qu'il ne suivit que quelques jours. J'ai appris, en passant trois mois après dans son village, qu'il avait succombé à une ascite.

M. ***, cultivateur à....., avait contracté, depuis fort long-temps, l'habitude de passer ses soirées, et très-souvent une partie de la journée, au cabaret. Comme il vint me consulter sur une difficulté de digérer, qu'il éprouvait depuis près de six mois; après avoir interrogé toutes les fonctions, je reconnus les traces évidentes d'une irritation chronique des organes digestifs. Le régime antiphlogistique lui fit beaucoup de bien pendant quelque temps; s'étant de nouveau abandonné à son irrésistible penchant, il succomba à une ascite.

Ils sont employés souvent comme excipiens, alors leur propriété est voilée, elle n'est plus qu'adjuvante. L'alliage est en général un mauvais moyen de juger de l'action d'un médicament. J'ai vu fréquemment l'éther sulfurique, prescrit dans des spasmes nerveux, calmer d'abord, puis activer les accès ultérieurs, et déterminer par son usage continu, des irritations permanentes. Un savant expéri-mentateur, M. Orfila, a prouvé qu'à la dose d'une demi-once, ils enflammaient la membrane de l'estomac. J'ai été plusieurs fois témoin de spasmes extrêmement violens qui cédaient à l'injection d'un verre d'eau fraîche. La dame qui en faisait usage m'a dit que ce moyen la soulageait constamment, tandis que l'éther et *tous les prétendus spas-modiques*, ne faisaient qu'aggraver sa fâcheuse position. J'ai fait la même observation sur une autre dame.

Des médecins imprudens invoquent l'action des spasmodiques, à l'approche de toutes les douleurs qui émanent de l'estomac. L'exemple du malheureux Barquer devrait les rendre plus circonspects.

C'est à tort que l'on a accordé deux actions aux antispasmodiques où l'éther est associé aux narcotiques ; ces deux actions, selon les auteurs, se manifestent successivement : la propriété diffusible, en excitant l'action nerveuse, et la propriété narcotique, par le même mécanisme. Nous accordons à ces auteurs ces vertus aux diffusibles ; mais ce que nous leur contestons, c'est celle des narcotiques. Ils agis-sent ici en paralysant les efforts de la puissance diffusible.

EXCITO-RÉVULSIFS.

Les révulsifs sont des agens thérapeutiques dont l'action, habile-ment dirigée, a pour but, dans certains cas, d'éliminer, dans d'au-tres d'imprimer une direction favorable à une inflammation qui enraie une fonction ou menace de détruire la trame de l'organe qui en est le siége.

Ils sont moraux ou physiques, selon que leur action frappe sur les organes intellectuels ou végétatifs.

Moraux. De tous les temps, les observateurs ont remarqué sur la charpente organique, l'influence de ces passions absorbantes qui, en grandissant, s'attirent l'aliment, le suc vital ; mais ce que l'on ignorait, ce que les travaux de l'illustre auteur de la Crânologie ont dévoilé aux yeux étonnés, c'est le siége spécial de chacune de ces fonctions, dont l'action enfante la passion.

Découverte brillante dont son immortel génie a tiré des conséquences si importantes, qu'un préjugé aveugle, ennemi de cette philanthropie qui a entrainé tous les hommes de l'époque actuelle vers un même but, celui de soulager l'humanité, pouvait seul en méconnaître les avantages !

Quelques médecins, peu habitués à se rendre compte de leur impression, ont considéré ces résultats comme peu utiles à l'art de guérir ; bien loin de penser comme eux, nous les envisageons comme un foyer d'indications où le médecin doit allumer son flambeau pour sortir du labyrinthe de l'erreur.

La vie ne s'entretient que par l'harmonie des fonctions soit intellectuelles, soit animales ; dés que l'une d'elles acquiert de l'intensité, l'équilibre se rompt (1).

C'est dans cette circonstance qu'il importe de bien connaître les relations des facultés intellectuelles entre elles, et de celles-ci avec les vis-

---

(1) Cette vérité est tellement évidente qu'elle ne me paraît pas réclamer la protection des faits ; cependant pour écarter les objections, afin d'attirer la conviction, nous entrerons dans quelques détails.

L'animal chez lequel tous les exercices sont réguliers, proportionnés aux forces organiques, croît en hauteur depuis sa naissance jusqu'à un âge qui varie et pour l'espèce et pour le climat. Les circonstances étant toujours favorables à cet ordre de choses, une autre période succède : c'est celle du développement en largeur. Voilà ce que l'on observe chez l'homme qui mène une vie paisible, éloignée de la tourmente politique, chez l'animal qui possède le libre arbitre. Les circonstances étant changées, une scène nouvelle apparaît. Elle peut se manifester dans deux occurrences diamétralement opposées, selon qu'il y aura cessation ou activité accrue de la puissance ; dans l'un comme dans l'autre, l'état physiologique abandonne l'organe.

L'inertie d'une ou de plusieurs fonctions, d'un ou de plusieurs des départemens de la vie, soit intellectuelle, soit végétative, accroît d'autant l'activité de ses con-

40

cérales (1), afin de prévenir ces destructions organiques, qui sont toujours la conséquence de l'action activée d'un de ses affluens. Or, on
atteindra ce but, 1°. en éloignant le stimulus dont la présence y ap-
pelle un afflux surhabituel, y fait naître une surnutrition ; 2°. en opérant une déplétion ; 3°. en développant l'énergie impulsive du moteur
antagoniste.

---

génères. Chez l'homme la modification imprimée aux fonctions de rapports découle
des relations humaines, qui sont civiles ou domestiques.

L'homme de la nature, celui qui a résisté à l'influence du plus terrible des fléaux
humains, la domination, n'est point atteint de ces affections, qui sont l'apanage de
ces hommes superbes qui voient en frémissant tout ce qui s'élève, tout ce qui tend
à les dominer. Ce n'est pas sur les organes affectés à ces puissances que le médecin
doit, dans cette circonstance, diriger son investigation; ceux de la vie animale attireront
son attention. Quelle fécondité jaillit de cette distinction! Le médecin moraliste, celui
qui explore en philosophe, sait de quelle importance l'analyse morale est à la thérapeutique. Il n'ignore pas qu'elle est la boussole qui doit diriger toutes ses opérations. C'est
rendre un hommage sincère à MM. Magendie, Janson, Marjolin, Renaudin, Larrey,
Guersent, que de leur accorder à un degré puissant ce don, sans l'appui duquel on
n'est, quelle que soit d'ailleurs l'érudition, qu'un médecin très-vulgaire.

(1) La nature, en créant les êtres, les a tous soumis à la même loi, celle de l'attraction copulative. Nul individu, en respirant, ne fut affranchi de son influence.
Dans les plantes, chez les invertébrés, la relation qu'elle établit entre les sexes naît et
meurt avec l'acte lui-même; la sollicitude maternelle, chez quelques classes, en est
l'unique résultat. Si, de cette imperfection organique, on s'élève aux ordres des ver-
tébrés où la nature a déployé son luxe industriel, on voit un vrai pacte social s'établir.
De ce pacte émanent des obligations qui sont mutuelles pour les sexes, fidélité pour la
femelle, appui pour le mâle, de conservation complexe, protection à la progéniture. Sa
durée est limitée dans certaines familles par l'éducation filiale, dans d'autres par l'extinction de l'un ou l'autre membre. Avant que la civilisation ne leur eût imprimé son caractère, que la fougue des passions n'eût envahi son moral, fracassé les digues de sa liberté
naturelle, l'homme heureux s'éveillait en inspirant le bonheur : une femme vertueuse,
des enfans respectueux, tels étaient les objets de sa sollicitude. Mais autres temps,
autres mœurs : ce n'est plus sur un tel théâtre que se déploient les soins humains.
Les alliances ne sont contractées que pour l'exécution des traités. La femme, cet être
divin, créé par la nature pour l'embellir, trame, dans de perfides réunions, des des-

M. *** avait une demoiselle qui faisait son désespoir; elle n'avait pas de jouissance plus vive, de bonheur plus grand, que de tourmenter ce qui l'environnait. Long-temps elle exerça ses fureurs sur les domestiques, qui ne pouvaient supporter son abord; en leur absence elle plumait les oiseaux vivans, et, semblable aux bourreaux de Régulus, elle les exposait à un brasier ardent. Arrivée à cet âge heureux où la femme éprouve de nouveaux besoins, son atrocité s'exerça sur un théâtre plus vaste. Toujours à la trace des occasions qui pouvaient favoriser ses désirs, elle caressait les vœux de ses parens, dont la sollicitude active descendait à prévenir toutes ses volontés, pour obtenir la permission de sortir. Dans les rues, dans les promenades, elle accordait un regard complaisant à tous les jeunes gens qui dirigeaient leurs yeux sur elle. Son père, en qui elle avait beaucoup de confiance, s'étant aperçu qu'il y avait souvent autour de sa maison des jeunes gens, en manifesta sa surprise. « Rassure-toi, mon père, lui dit-elle, ta fille est vertueuse. Je n'ai d'autre but, en les attirant, que de les tourmenter. »

M. *** joignait à une vaste érudition une aptitude rare à l'observation. S'étant aperçu que, dans les instans de calme, sa demoiselle se livrait avec beaucoup d'assiduité à l'étude de l'histoire et de la géographie, il lui parut qu'en favorisant ce goût et en éloignant d'elle tout ce qui pouvait rallumer sa malheureuse passion, il la délivrerait de sa fâcheuse tendance. C'est à ce dessein que lui-même se proposa d'être son maître, de l'accompagner dans toutes ses sorties, de la faire voyager. L'accomplissement de ses projets réalisa ses plus chères espé-

- seins pervers; les enfans, à peine éclos, se dégagent des ailes paternelles. De cette mutation ont découlé les nombreuses affections morales et par suite physiques, qui font le désespoir des médecins qui n'ont pas la précision analytique morale. En effet, si le médecin est le pilote des familles, si c'est à lui qu'est confié le gouvernail de la santé, que de conditions ne sont pas exigées de lui, pour qu'il remplisse saintement ce devoir sacré! Quelle connaissance du cœur humain, quelle érudition des sciences morales et physiques, quelle aptitude à l'observation ne doit-il pas posséder!

rances. Mademoiselle ***, de retour de son voyage dans le Midi , éprouva un changement tel qu'on n'aperçut désormais dans sa conduite la moindre trace de ses égaremens.

L'observation nous conduit à cette proposition générale : le développement des organes cérébraux est en raison inverse de celui des organes splanchniques.

Les organes intellectuels, dans leur exercice , exercent-ils une influence sur les organes splanchniques? L'histoire de ces philosophes qui se sont rendus fameux par leur profonde méditation, répond pour l'affirmative : Voltaire , Rousseau , etc., avaient une constitution sèche. Celle des facultés végétatives est-elle également appréciable? Nous emploierons encore ici l'autorité de l'histoire pour nous prononcer de même pour l'affirmative. En effet, elle nous apprend que tous les hommes dévorés par l'ambition avaient les flancs très-concentrés.

L'influence peut s'exercer sur des matériaux inverses : les personnes qui ont une vie essentiellement splanchnique, ont une sphère intellectuelle très-circonscrite. Il en est de même pour les facultés animales ; elles ont peu d'ambition , rarement portées à commettre des actes qui décèlent la haine, la vengeance.

Ces considérations physiologiques nous permettent d'entrer dans le domaine de la pathologie.

Les personnes qui ont eu ou des efforts hémorragiques ou des inflammations cérébrales produites par suite de l'excès de travail , ont eu également constamment des irritations viscérales dont l'intensité coïncidait avec les parties du cerveau affectées.

M. ***, homme de lettres, victime des révolutions politiques, était entré à la Charité pour des douleurs de tête permanentes. A la visite , on lui fit une légère saignée du bras, qui , à la visite suivante, n'avait pas opéré de soulagement. Le lendemain le malade était mort. On fit l'ouverture : épanchement dans les ventricules ; l'estomac offrant les traces d'irritation ; des ulcères aux intestins.

On sait que les jeunes gens qui se sont livrés pendant quelque temps à l'onanisme, meurent avec une désorganisation de tous les viscères.

J'ai donné mes soins à un jeune homme de ving-un ans, d'une constitution athlétique, d'un tempéramment sanguin, idiosyncrasie hépatique, qui avait eu une inflammation de l'estomac dont il était parfaitement rétabli. Étant rechuté fort long-temps après (l'inflammation occupait le même organe), il me fit appeler. Après avoir trouvé sa langue rouge, intense, sa respiration s'opérant par un mouvement de totalité, la pression abdominale sensible, une constipation opiniâtre (il y avait huit jours qu'il n'avait eu de selles), les facultés intellectuelles exaltées, étant à table avec ses convives, je m'expliquai sur le traitement, que je croyais devoir être très-actif. Un de ses amis ne partageant pas mes opinions fut de suite trouver un médecin, qui, de concert, pratiqua une saignée du bras qui ne produisit aucun soulagement. L'inflammation s'expansait; la langue était passée au rouge carbone; la percussion donnait un son mat dans tout le poumon droit; l'oreille ne percevait pas la sensation de l'ondulation aérienne; le ventre se météorisait; et toujours pas de selles : les urines extrêmement troubles. Saignée dépléto-révulsive au cou; un mieux, peu sensible à la vérité, se manifesta. M. ***, étant venu le surlendemain, engagea un de ses amis à faire venir la maman du malade. Je m'y opposai, ne doutant pas que la présence d'une mère qu'il adorait n'activât le travail inflammatoire : c'est en effet ce qui arriva. Ce fut la veille de l'arrivée de cette dame, qu'on fit venir M. Broussais en consultation, qui, ayant vu le jeune homme, le trouva très-mal : il conseilla une nouvelle application d'eau à la glace. La présence de la mère produisit un effet terrible : l'état ataxique, intermittent, se changea en une adynamie permanente. Ce fut alors qu'il y eut tendance prononcée à obéir à l'impulsion du cervelet. Je l'ai observé chez trois malades, à la Charité.

Éliminateurs.

Supérieur (*émétique*). On donne le nom d'émétique à des agens thérapeutiques qui ont une analogie d'action prononcée avec les purgatifs. Leur action frappe sur la partie supérieure du tube digestif.

Pourquoi les émétiques produisent-ils des vomissemens ? les purgatifs, des selles ? L'observation clinique, les expériences sur les animaux, apprennent cependant que le mécanisme est le même ; que c'est toujours en irritant qu'ils déposent leur action. Hé bien, voici l'explication : les émétiques font vomir, parce que l'estomac, n'en pouvant conserver la présence, les rejette ; les purgatifs sont conservés par la raison inverse, c'est-à-dire parce que ceux-ci ont un tact plus délicat ; ce qui le prouve, c'est que des vomitifs administrés par la partie inférieure du tube ne produisent pas de selles : ceci me paraît probant.

Les émétiques, qui furent la panacée d'un médecin qui exerçait une médecine absolument pertubatrice, et qui soumettait toutes les maladies à son influence, ont produit des maux inouïs à l'humanité. C'est ce dont j'ai acquis la preuve en suivant les visites d'un savant, qui a d'ailleurs rendu des services signalés à la science, par l'heureuse application qu'il a faite de son stéthoscope au diagnostic des affections pectorales. Citons un fait : M. ***, âgé de 22 ans, d'un tempérament nervo-sanguin, d'une constitution athlétique, d'une idiosyncrasie hépatique, entra à la Charité, aux salles de M. Laënnec, pour une pneumo-gastrite, caractérisée par la rougeur de l'extrémité de la langue, le météorisme du ventre, la constipation. La poitrine explorée présentait au stéthoscope le poumon droit engorgé ; la percussion, le son mat : douleur sous-orbitaire. M. Laënnec prescrivit le tartre stibié, qu'il continua les jours suivans, en l'élevant à la dose de vingt grains. Après quinze jours de l'administration de ce médicament il se manifesta une céphalite. Prescription de deux sangsues à chaque tempe, avec l'indication expresse, dans le cas où elles saigneraient plus d'une demi-heure, de cautériser la plaie. Le lendemain le malade succomba. L'ouverture démontra : les meninges endurcies, l'estomac ulcéré, des plaques carbonisées aux intestins grêles, le poumon droit hépatisé.

J'ai recueilli un grand nombre de faits analogues à cet hôpital.

Inf. (*purg.*) Les médecins donnent le nom de purgatifs à des médicamens qui ont, selon eux, la vertu de susciter sur la surface intestinale
une irritation passagère. Qui a pu assurer aux auteurs cette instanta-
néité d'action, qui ne me paraît point en rapport avec les effets? En
effet, la continuité d'action doit être subordonnée à la propriété plus
ou moins active de l'agent. Or, qui en a établi les limites? personne,
relativement à la susceptibilité universelle. Quelles expériences en ont
fixé les bornes? donc les auteurs ont trop généralisé. On voit des
personnes chez lesquelles la même substance donnera pour produit
plusieurs selles, qui n'en fournira aucune chez d'autres. Quoi qu'il en
soit on fera très-bien, lors de leur administration, de prendre en considération l'état du tube digestif. Je crois qu'il n'y a qu'une seule indication pour leur emploi, celle où des matières fécales seraient retenues dans les intestins : encore ferait-on bien, comme l'expérience
le prouve, de faire une saignée dépléto-révulsive, pour détruire l'irritation qui fait séjourner les matières ; sans cela elles s'y accumuleront
éternellement, comme je l'ai observé souvent.

Révulsifs dépourvus de la faculté éliminatoire.

Les excitans semblent servir de lien, de passage, des toniques aux
émétiques, aux purgatifs ; comme les toniques, ils produisent des
excitations, des attractions absolument locales ; comme les émétiques,
ils font vomir ; comme les purgatifs, ils précipitent les mouvemens
vermiculaires intestinaux. Je crois que cet effet si varié, qui est l'attribut des médicamens de cette classe, tient spécialement : 1°. à l'état,
à la dose du médicament; 2°. à la disposition de l'expansion nerveuse
de la muqueuse gastro-intestinale. S'il y a irritation à la partie supérieure du tube, qu'elle ne soit pas fort intense, la dose peu forte, il
y aura constipation. Si l'irritabilité nerveuse est plus considérable, la
dose étant également plus forte, il y aura vomissement. La dose étant
également très-forte, l'attraction inférieure, les mouvemens vermiculaires s'activeront, les selles seront fréquentes ; et si l'excitabilité est

encore plus prononcée, il y aura ténesme. Voilà ce que la pratique et les observations expérimentales semblent confirmer.

L'impression attractive que nous venons de signaler s'exerce à distance, lorsque le tube digestif ne se révolte pas subitement contre leur présence ; c'est ainsi que la scille, administrée dans les pneumonies, détermine souvent une révulsion gastro-intestinale. J'en ai recueilli un nombre considérable d'exemples à Beaujon, à Lyon, à la Charité, aux Enfans. C'est en imprimant à l'expansion nerveuse une oscillation qui se propage tout le long du conducteur, qui vient déboucher, d'une part, à la partie sensitive qui reçoit primitivement l'impression ; d'autre part, aux tissus morbides.

M. *** était entré aux salles de M. Renaudin pour une pneumonie catharrale qui fournissait abondamment un pus louable. Le lendemain, à la visite, l'oppression était augmentée, le pouls plus fréquent, la chaleur âcre, la langue peu rouge, les selles ordinaires. M. ***, attribuant ce trouble à la suppression de l'expectoration, donna la scille. Le lendemain l'expectoration avait reparu, la langue s'était foncée, la diarrhée s'était manifestée.

En analysant ces phénomèmes, l'on voit l'expectoration, qui s'était supprimée par l'irritation pulmonaire accrue, reparaître sous l'influence scillitique ; le tube digestif sain s'irriter après l'administration irritante, et favoriser l'expectoration en se chargeant de la somme d'irritation qui s'était opposée à la coction. Voilà comment il faut interpréter l'action des excitans dans les résolutions.

Excito-révulsifs externes permanens.

Act. gén. (*électr.*) Dans quelles circonstances les fluides impondérables exercent-ils leur influence ? leur action est-elle simultanée ? Le soleil étant le foyer d'où émanent les fluides impondérables, leur activité sera en rapport avec la distance, la direction de ses rayons ; ainsi l'obliquité moindre, le rapprochement seront favorables à l'intensité de leur force, les circonstances opposées produiront des effets inverses.

On doit d'après les travaux récens leur accorder une grande similitude; elle est presque identique entre le calorique et la lumière; très-frappante entre l'électricité et le magnétisme. Une expérience très-intéressante, qui a été faite pour la première fois en Angleterre, tend à rapprocher l'électricité du calorique et de la lumière. On met dans une machine pneumatique un cylindre de charbon; on met en contact l'une de ses extrémités avec l'un des fils d'une pile en activité, par exemple, le positif, le négatif avec l'extrémité opposée. Tant que l'action de la pile dure, il y a calorique et lumière. Le charbon étant pesé, on trouve même poids après qu'avant l'opération; d'où on est autorisé à établir une grande affinité d'action qui s'annonce par les phénomèmes qui sont la représentation de leur existence.

On a beaucoup parlé dans ces derniers temps de magnétisme animal; n'ayant été témoin d'aucun de ses résultats, je dois les passer sous silence.

On s'est également occupé de l'application de l'électricité à la cure des maladies. Le procédé que l'on emploie est emprunté à la médecine japono-chinoise. Je ne contesterai pas les résultats, n'ayant été à même ni de les apprécier, ni de les vérifier; mais ils ne me paraissent pas rationnels, parce que: 1°. on traverse une très-grande masse de parties douées d'une grande irritabilité, sillonnées dans tous les sens par les conducteurs nerveux; 2°. qu'on est exposé à ouvrir une artériole ou veinule; et comment faire la ligature, et où pratiquer une issue au sang? 3°. dilacérer un rameau nerveux, et déterminer par-là les accidens les plus graves; 4°. parce qu'il n'y a que deux moyens de traiter les affections, en éliminant ou en révulsant. Je crois que ce procédé n'est l'agent ni de l'une, ni de l'autre de ces méthodes thérapeutiques.

L'électricité agit assurément sur notre économie, et je suis fort porté à croire qu'elle seule détermine les troubles que l'on remarque plus spécialement, lorsque l'air en est chargé.

Faure a publié un mémoire fort intéressant sur l'insolation et qui démontre à l'évidence les heureux résultats que l'on pourrait retirer de ce puissant révulsif, qui n'agit d'ailleurs que par l'électricité dont les rayons solaires sont chargés. Pourquoi a-t-on négligé ce moyen héroïque, qui est beaucoup plus rationnel que l'on ne pense, et que l'expérience journalière confirme? Ne voit-on pas un grand nombre d'individus qui ont des inflammations chroniques éprouver un mieux frappant, en allant habiter les régions méridionales; des personnes qui, étant l'hiver tourmentées par des affections chroniques, jouissent pendant l'été de la meilleure santé : ce moyen me paraît d'autant plus obtenir la préférence sur tant d'autres moyens qui sont prônés avec fureur, qu'il possède toutes les chances favorables qu'un agent puisse réunir : éliminer dans certain cas, révulser dans d'autres.

Action permanente.

Locale (réverbération). Il est certaines maladies chroniques chez lesquelles son action éliminatoire serait insuffisante, attendu qu'elle serait de durée trop courte : alors il serait utile, avec un réflecteur, de déterminer un centre durable de fluction. Je le crois bien préférable aux moxas, quels qu'ils soient, attendu que son action peut recevoir toutes les modifications que l'on veut lui imprimer.

Les vésicatoires sont employés par un grand nombre de praticiens, qui leur accordent des avantages que ne justifie pas toujours l'observation; leur emploi doit être subordonné à diverses circonstances. Appliqués au début d'une inflammation aiguë, ils activent le foyer primitif. Cet effet a également lieu si on les applique sur la partie immédiatement correspondante au point souffrant, comme je l'ai observé sur un enfant qui avait une affection croupale caractérisée par une toux opiniâtre, la coloration de la face; par le sentiment d'âcreté que la peau fournissait au tact, la fréquence du pouls; la rougeur de la langue (il y avait quatre jours qu'il n'était allé à la selle). Le médecin consultant lui appliqua un vésicatoire sur l'extrémité antérieure du sternum. A l'instant même les symptômes acquirent une activité, qui fut en raison de l'action du vésicatoire. Les phénomènes de l'inflammation cérébrale apparurent, et le malade succomba le troisième jour. A Lyon, à la Charité, j'ai recueilli plusieurs faits analogues. A l'instant où j'écris ces lignes, il y a à Beaujon une femme qui a eu plusieurs accès qui se sont manifestés immédiatement après l'application d'un vésicatoire sous le sein. Huit jours auparavant, on en avait appliqué un au bras, qui n'avait déterminé aucun accident.

Action permanente locale (Cautères).

Les médecins qui croient à la possibilité d'éliminer de l'économie des noyaux chroniques d'irritation par la médecine expectante, soumettent leurs malades à une infirmité durable.

Mademoiselle *** eut une ophtalmie palpébrale chronique qu'elle portait depuis quelques mois ; comme elle fut atteinte, à la jambe, par le pied d'une table, elle ressentit une douleur qui disparut par le repos secondé de cataplasmes : l'irritation palpébrale, qui avait été délocalisée par suite de cet accident, reparut. Le médecin consultant engagea les parens à établir un exutoire d'un pois. Si les exutoires aussi peu énergiques n'ont en partage que le grave inconvénient d'une sujétion infructueuse, il n'en est pas de même de ceux qui agissent sur une large surface ; ils produisent des avantages incontestables. J'ai vu M. Marjolin l'employer à la partie postérieure du dos, sous les omoplates, sur une jeune personne qui avait une pneumonie chronique. Le succès fut complet, malgré plusieurs rechutes. C'est à ce moyen énergique que M. Janson a dû les succès brillans qu'il a obtenus à l'Hôtel-Dieu contre le mal vertébral de Pott. Il y a à Beaujon, dans ce moment, un malade qui a une rachidite qui est traitée de la même manière ; depuis un mois il va très-bien.

Sétons. L'action des sétons a été provoquée pour les ophtalmies chroniques, les otites également chroniques, les catarrhes pulmonaires chroniques. Je ne sache pas qu'ils aient été employés pour les aigus ; du moins, je n'en ai pas d'exemple.

Il conste des observations assidues que j'ai faites sur ce révulsif, si vanté par quelques médecins, qu'il est constamment nuisible dans les

affections aiguës ; qu'il est rarement avantageux dans les chroniques ;
que dans ces dernières, il rallume l'irritation avec une intensité que
souvent aucun obstacle n'arrête.

A l'Hôtel-Dieu de Lyon, où j'en fis la première fois l'observation sur
une jeune personne qui avait une ophtalmie palpébrale chronique, je
fus frappé de la célérité avec laquelle il transmit à l'encéphale l'irritation. Les sangsues, le froid à la glace, tout fut inutile : la malade
succomba. A l'hospice des enfans, j'ai recueilli un fait identique. Une
expérience que j'ai faite sur une chienne malade m'a fourni l'occasion
de remarquer l'origine des accidens qu'il développe. Deux sétons étant
passés aux parties latérales du cou donnèrent, une heure après, des con-
vulsions tétaniques des mâchoires : une agitation de tout le tronc, avec
soubresauts presque continuels des extrémités, et une tendance irrésistible au mouvement terminaient les accès. J'examinai le trajet de
l'aiguille, et je vis qu'une légère branche nerveuse avait été intéressée.
Une observation également intéressante a été recueillie sur un cheval.

Bains locaux irritans. On donne ce nom à l'eau élevée à une température de quelques degrés supérieure à celle de notre corps, qui
tient en suspension des molécules irritantes, qui étant en contact avec
certaines parties (ordinairement ce sont les extrémités inférieures),
y déterminent les phénomènes qui décèlent l'exaltation vitale.

Les irritations encéphaliques en général, les congestions nasales, les
laryngo-trachéite, amygdalite, bronchite; telles sont les maladies où
j'ai vu employer ce révulsif.

Il n'est pas prouvé que la substance irritante ne soit pas absor-
bée : beaucoup de faits tendent à prouver le contraire. J'ai observé
chez plusieurs personnes, tandis qu'elles étaient encore au bain, qu'elles
souffraient davantage de la tête ; que la congestion cérébrale s'accrois-
sait sans que la face se colorât; que les yeux devenaient étincelans.
Employés pendant la digestion, ils la retardent, comme je l'ai constaté
par une série d'expériences sur des chiens.

Je les ai remplacés avec un succés constant, dégagés de tous les inconvéniens que je viens de signaler, par l'eau simple élevée à une haute

température, que l'on entretient au même degré par le renouvellement. Deux effets appréciables en résultent : l'un, primitif, appel considérable du sang, diminution des accidens; l'autre, consécutif, perspiration sensible. Cette distinction est importante en ce qu'elle fournit deux indications à remplir dans leur emploi; la première d'utiliser les deux résultats en faveur des pneumonies (lorsqu'il n'y a pas complication d'hypertrophie), des inflammations viscérales ; la seconde de n'avoir recours au premier que pour les inflammations du cerveau; dans aucune circonstance pour celles du cœur, attendu qu'en activant le mouvement ondulatoire ils font arriver plus de sang à cet organe.

Action instantanée générale.

MM. Alibert, Guersent ont obtenu quelques succès dans les irruptions cutanées des bains sulfureux ; l'un d'eux, M. Alibert, nous a montré à son cours plusieurs personnes qui avaient été délivrées de dartres, de gale, par leur usage ; j'ai vu également l'honorable professeur, M. Guersent, employer avec un succès qui ne fut pas constant les bains sulfuro-savonneux. J'ai cru observer que ceux qui étaient soumis à leur action contractaient une inflammation intestinale. J'ai consulté sur ce point de thérapeutique un chirurgien qui s'est acquis autant d'estime envers ses concitoyens et l'humanité entière par son héroïque fermeté, que de titres à la gloire par ses brillans travaux, qui pense comme moi que ce révulsif ne doit être tenté qu'avec la plus grande discrétion. Un médecin non moins recommandable, M. Broussais, professe la même opinion. Ces praticiens distingués pensent de même pour tous les bains irritans, quel que soit leur principe actif.

M. *** avait une dartre à la main qui le gênait dans l'exercice de son art. Désirant la faire disparaître, il la soumit à l'action sulfureuse : le lendemain disparition, qui fut accompagnée de coliques violentes qui continuèrent, malgré le traitement, jusqu'à la mort.

Une femme était entrée à l'Hôtel-Dieu de Lyon pour se faire traiter d'une dartre qui occupait toute la région cutanée du bras, qui correspond au brachial antérieur. M. Janson, à sa sollicitation, lui donna un

bain sulfureux qui fit effectivement disparaître presque entièrement
la dartre. Le lendemain , à la visite , elle avait beaucoup diminué ;
mais elle éprouvait des coliques atroces avec un ténesme opiniâtre.
M. Janson, ayant attribué cet appareil de symptômes à la disparition,
fit mettre un large vésicatoire au bras, prescrivit une saignée très-
copieuse, la diète sévère. A la visite suivante, la dartre avait reparu ,
les coliques étaient apaisées.

Action instantanée générale. Forme solide.

Bains de sable. Les bains de sable , élevés à une haute température, doivent être fort avantageux dans les affections chroniques ; mais
ils ne rempliraient bien , je pense, cette indication qu'autant que leur
action serait locale ; générale, ils rallumeraient l'inflammation.

Frictions. Ne sont pratiquées, le plus souvent, que sur une région
du corps ; elles occuperaient un rang distingué parmi les révulsifs, si
on avait la persévérance de les continuer assez long-temps pour que
leur action n'éprouvât point d'intermittence. L'attraction lente, douce ,
qu'elles exercent sur les expansions produirait un effet que l'on ne
saurait attendre de tous les moyens perturbateurs qui figurent dans
leur cadre. Elles sont sèches et humides.

Frictions sèches. C'est peut-être le seul révulsif dont l'action doive se
faire sentir sur la région cutanée correspondante au siége de l'affection ;
mais il est une précaution importante à respecter , c'est de soustraire
à la température ambiante les parties privées de l'influence des couvertures ; elles éprouveraient une réfrigération, si l'on n'avait l'attention
d'élever momentanément de quelques degrés celle de l'appartement.
Afin d'établir une progression dans l'action, on commencera par les
pratiquer avec la flanelle sur la partie perpendiculaire à l'irritation ;
et de ce centre on s'irradiera en décrivant une circonférence qui aura
le diamètre de l'organe affecté. Dans les derniers instans on pourrait
remplacer la flanelle par une brosse ; on les prolongera d'une heure
et demie à deux heures. On les répétera trois ou quatre fois par jour.

Frictions humides. C'est ordinairement l'huile camphrée, l'alcali volatil que l'on emploie. Après en avoir imprégné une flanelle, on la promène sur le tissu cutané qui est chargé de recueillir primitivement son action. La grande volatilité de l'alcali le fait échapper à l'action attractive. Cette volatilité produit un effet notable, dont la considération n'est pas assez appréciée des médecins. Tout corps qui se volatilise le fait aux dépens des corps environnans ; c'est aux dépens de leur calorique soustrait que son changement d'état s'opère. Ainsi les corps qui ont une tendance si active à la vaporisation, doivent être considérés plutôt comme réfrigérans que révulsans. .

Les révulsifs sont employés dans les inflammations articulaires chroniques. Quelques médecins font pratiquer aux malades les frictions avec leurs mains.

RÉVULSIFS MÉTASTATIQUES.

Réfrigérans. Nous donnerons ce nom à une classe de médicamens dont l'action est décelée d'abord par le refoulement des molécules sanguines de la circonférence au centre (action), puis du centre à la circonférence (réaction).

Ce double phénomène indique une puissance active, dont la tourmente ne s'est fait ressentir dans aucune autre classe aussi énergiquement. Il s'opère à l'instant de son influence sur le tissu une détonation résultante de la décomposition des fluides ;_et de là, des spasmes chez les personnes nerveuses ; des hémorragies, des inflammations chez les personnes sanguines. Les heureux effets que l'on obtient des acidules, dans les empoisonnemens par les narcotiques, ainsi que les remarques faites par les observateurs sur l'usage continué du vinaigre, qui imprime des perversions aux fonctions digestives, un amaigrissement progressif, des lésions organiques dans les viscères abdominaux, prêtent leur appui à cette proposition.

L'auteur de la toxicologie a constaté par l'expérience que l'eau vinaigrée, employée pour prévenir les accidens fâcheux résultans de l'injection des narcotiques, active son action , si on n'a préalablement la précaution d'expulser la substance vénéneuse de l'estomac.

Les bains réfrigérans sont conseillés par les médecins dans le but de fortifier. Et, d'abord, est-il des moyens qui jouissent évidemment de la vertu corroborante? rien ne le prouve ; les corroborans sont excitans , et tout ce qui est excitant tend essentiellement à établir les concentrations, et toute concentration est un effet pathologique. Qu'on observe ce qui se passe chez les individus qui en font usage; surtout chez ceux qui n'ont pas le bonheur de posséder une constitution dans laquelle l'équilibre organique soit aussi parfait qu'on peut l'espérer. En conséquence , nous les désapprouvons. Cependant il conste d'observation qu'on doit les employer, dans des moyens extrèmes , comme locaux. Un accoucheur qui tient actuellement le sceptre de l'art, M. Capuron , nous rappelait à tous ses cours, que j'ai eu l'avantage de suivre deux ans, qu'il en avait retiré d'heureux effets dans les pertes utérines,

DE L'EXERCICE.

Des auteurs divisent l'exercice en spontané et en imprimé*.

Ils renferment sous le nom de spontané les mouvemens qui s'opèrent par l'exercice de l'appareil de relation , sans le secours d'aucune puis-

---

* Tout mouvement, soit animal, soit végétal, soit minéral, soit sidéral, est le résultat d'une puissance active. Cette puissance est toujours hors de l'individu ; dans le plus grand nombre des cas elle est attractive. Pour le règne animal, la proie, l'accouplement, la reconnaissance chez les animaux que l'homme a soumis à sa domination : le repaire, pour ceux qui jouissent de la liberté , et pour l'un et pour l'autre la conservation de leur production. Pour le règne végétal , l'accouplement également , les alimens ; les arbres qui ne sont pas placés dans les conditions heureuses pour l'appréhension, s'infléchissent, se contournent. La protection : les arbres élancés, grêles , croissent toujours ou se rapprochent du tronc des arbres qui bravent les orages. C'est elle qui préside à l'accouplement des molécules minérales soit homogènes , soit hétérogènes : c'est à son impulsion qu'obéissent les astres ; c'est elle qui précipite tous les corps vers le centre ; c'est elle qui imprime les formes aux gouvernemens ; c'est elle enfin qui régit l'univers.

ßance étrangère ; et le considèrent comme local si les extrémités seules sont en activité ; comme général, lorsque tout l'appareil entre en action.

. *Local.* Si l'exercice local spontané est avantageux dans les gastrites chroniques, les engorgemens glandulaires en général, ce n'est que lorsque les extrémités supérieures sont mues : ces mouvemens, en appelant le sang aux surfaces cutanées, y établissent une diaphorèse, qui, par voie de contiguïté, se communique de proche en proche aux surfaces douloureuses, y détermine un mouvement d'expansion qui leur est extrêmement favorable. Les mouvemens des extrémités inférieures doivent être défendus dans toutes les circonstances où ils nécessiteraient l'exercice d'organes *endoloris*. L'un et l'autre activant le mouvement ondulatoire doivent être sévèrement proscrits pour les inflammations cérébrales et les maladies du cœur.

Général. Cet exercice n'est pas d'une application aussi fréquente. Les maladies cutanées sont peut-être les seules où il puisse convenir.

Les mouvemens imprimés au corps par un cheval, une voiture, tels sont les exercices imprimés.

Certaines circonstances sont à considérer dans ces exercices. Celui du cheval ne peut convenir qu'autant que le cheval ne va qu'au pas, que les mouvemens ne suscitent pas une commotion organique violente. Il faut le prendre en plein air, de six heures du matin à six heures du soir pendant l'été. Plus tôt ou plus tard il serait nuisible.

Une chienne de deux ans contracta la gale quelque temps avant d'entrer en folie : les plaques qui lui couvraient tout le corps n'éprouvèrent pas une influence bien sensible pendant cette époque. Ce ne fut qu'au commencement du second mois de la gestation qu'on en vit un très-grand nombre s'éteindre ; celles qui avaient résisté à l'attraction utérine, et qui occupaient la partie inférieure abdominale, acquièrent une rougeur plus intense, un développement plus grand au moment de l'accouchement ; les autres restèrent dans l'assoupissement. Les deux chiens qui furent conservés en présentèrent des traces six semaines après l'allaitement. La contagion fut telle qu'au bout de deux mois et demi la locomotion devint difficile. Je profitai de la douce température du printemps pour la frotter. Huit jours après, il ne restait plus que deux plaques du diamètre de la paume de la main, qui résistèrent opiniâtrement. Désirant conserver de sa race, et craignant que la pommade que j'avais employée ne déterminât des accidens métastatiques, après avoir dirigé ma méditation sur tous les excitans, j'arrivai à cette conséquence, qu'elle pourrait être la victime de leur emploi (par induction de ce que j'avais observé aux hôpitaux), et que je devais invoquer l'action d'agens qui présentassent plus de sécurité. Témoin tous les jours des pertes que l'on fait au Jardin des Plantes, je me décidai à lui donner la liberté. A peine quatre jours s'étaient-ils écoulés, que les taches avaient totalement disparu, la santé n'en était nullement altérée. Ce changement se maintint quatre mois. Voulant la soustraire à l'effet des boulettes, je la renfermai de nouveau.

Les taches qui avaient disparu sous l'influence de l'exercice des fonctions antérieurement inertes occupèrent le même siége avec un *facies* identique. Une folie nouvelle s'étant manifestée, la rougeur diminua un peu d'intensité. Cette diminution devint de plus en plus sensible pendant la gestation. Ses petits ne se ressentirent nullement de l'affection maternelle pendant tout le temps que dura l'allaitement. Celui-ci ayant cessé, la matrice devint le siége d'une inflammation. Un liquide séro-sanguinolent s'échappa de la vulve. L'intensité des chaleurs étant diminuée, je lui rendis la liberté, et un mois après elle était entièrement rétablie.

Ce fait constate, ce me semble, l'existence de la puissance révulsive de l'exercice, puissance qui a manifesté son action dans cette circonstance, en développant sur la peau, sur le système musculaire et sur l'appareil pulmo-cordial des rayons irritatifs, rayons attractifs qui auront d'abord excentré le foyer sur ces fonctions, et par suite de leur action continue, l'auront absorbé. Ne serait-il pas rationnel d'en conclure l'utilité de cet agent dans les maladies cutanées ? Pourquoi tant de médecins méprisent-ils de telles remarques? Ne sont-elles pas appelées à fournir les matériaux d'une heureuse application?

Proposition d'une modification à apporter au bandage de corps.

Le bandage de corps, tel que je l'ai vu employer dans plusieurs hôpitaux, a des inconvéniens extrêmement graves, inconvéniens qui sont de nature complexe; les uns de compression ressortent des phénomènes suivans : gêne des fonctions pulmo-cordiales, et de leurs annexes : de là, irritation; de là, afflux sanguin; de là, pneumonie, de là, hypertrophie. Les autres sont de déplacement, les fragmens n'étant plus en rapport.

De ces circonstances défavorables découlent deux indications : l'une d'adapter la confection du bandage aux mouvemens alternatifs de dilatation et de resserrement de la poitrine; de lui donner de la fixité : Or, on atteindra ce double but : en le composant de deux panneaux, dont l'un antérieur portera plusieurs séries latérales de porte-agrafes distant de deux pouces, destinés à recevoir des agrafes, qui termineront des pates élastiques : celles-ci prendront naissance de la partie latérale du panneau postérieur, qui sera terminé dans sa partie supérieure par deux épaulettes qui formeront, en se rendant à la partie supérieure, une excentration dont le diamètre sera relatif à celui du cou. Des pates, également élastiques, dont la grandeur sera en rapport avec la distance des porte-agrafes, uniront ce panneau avec l'antérieur. Afin de contenir le bras dans la demi-flexion, et de visiter la fracture toutes les fois que les circonstances l'ordonneront, on fera partir, à la distance de deux pouces de l'aisselle, d'autres pates également latérales, qui naîtront de la partie postérieure correspondante au bras, pour se rendre, en le contournant, à la partie antérieure, pour s'y fixer aux porte-agrafes, qui seront de même latéraux.

APPÉNDICE.

Madame ***, habitant Saint-Julien, enceinte de sept mois, en quittant Dijon, pour se rendre chez elle, eut la pluie pendant tout le chemin : en se couchant elle sentit un fort frisson, qui dura cinq heures, quoiqu'elle eût augmenté le nombre de ses couvertures. Le matin, la réaction s'étant opérée, elle eut une transpiration fort abondante, mouilla trois chemises. Les accidens cessèrent à dix heures du matin, le calme se continua jusqu'à huit heures, les frissons reparurent avec une nouvelle intensité jusqu'au lendemain matin. La diaphorèse commençait à leur succéder, comme son mari vint me chercher ; je trouvai la malade abattue, douleur sus-orbitaire, qui, au rapport de la malade, s'était manifestée depuis quatre ans, époque à laquelle elle commença à faire la cuisine. La langue rouge au pourtour et à l'extrémité : la pression développait sur les parties latérales du ventre une douleur assez aiguë ; constipation opiniâtre (il y avait quatre jours qu'elle n'avait eu de selles). La percussion annonçait à la partie supérieure un léger son mat que l'oreille imposée sur cette partie vérifiait ; les mouvemens du cœur étaient désordonnés ; le pouls présentait une intermittence bien notable : les sécrétions étaient diminuées ; la bouche très-sèche ; les urines rares.

Quoique le caractère intermittent semblât me fournir l'indication du quinquina, je crus, soit d'après ce que j'avais observé aux hôpitaux, soit d'après l'irritation violente du tube, en différer l'emploi, et tenter provisoirement l'action excito-révulsive des sangsues ; j'avouerai qu'une circonstance majeure me tint quelque temps en suspens*. Cependant, en

---

* Pourquoi l'utérus devient-il centrifuge pendant la gestation ?

Pourquoi l'irritation périodique obéit-elle avec tant de célérité aux attractions développées à distance ?

La puissance en vertu de laquelle la première apparaît est permanente ; celle de la seconde n'est qu'intermittente.

réfléchissant que l'irritation produite par la gestation est un foyer d'attraction, où viennent converger toutes les excitations, soit externes, soit internes, je n'hésitai plus à agir énergiquement. Vingt-cinq sangsues furent appliquées sur la région pylorique ; des cataplasmes qui devaient couvrir et le ventre et la poitrine, furent prescrits, ainsi qu'une diète sévère. Le lendemain, j'appris qu'elle n'avait pas eu d'accès ; mais la douleur de la tête était encore subsistante ; elle paraissait avoir acquis de l'intensité par la chute de l'irritation intestinale qui, en effet, ne se dévoilait plus que par une légère rougeur linguale ; la bouche était plus humide, la soif moins intense, la malade avait eu une selle, et le ventre n'était plus douloureux. Persuadé que l'action des sangsues n'avait pas atteint le foyer encéphalique, et craignant qu'il ne vînt rallumer la stomacale (comme je l'ai souvent observé aux hôpitaux), je prescrivis sangsues, n° 30, pour le terrasser avant son irradiation ; le lendemain la douleur avait entièrement disparu, l'appétit se déclarait, le pouls de cent vingt était tombé à quatre-vingt-cinq. La bouche s'humectait davantage, la soif continuait à diminuer, ainsi que la rougeur de la langue ; nulle douleur abdominale, une seconde selle. Les mouvemens du cœur presque réguliers. La malade me pressant instamment, j'accordai quelques cuillerées de fécule de pommes-de-terre, et l'addition de moitié de gomme dans la dissolution dont elle faisait usage pour se désaltérer. Les mêmes moyens furent continués les jours suivans ; j'augmentai les alimens d'après les forces digestives, que j'avais la précaution de bien explorer. Enfin, quinze jours après l'invasion, madame *** reprit ses occupations.

Cette observation me paraît intéressante sous le rapport des phénomènes qui se sont manifestés après la première application des sangsues, phénomènes qui tendent à établir ce principe fondamental : deux irritations, se développant au même instant, doivent être combattues simultanément.

Parmi les auteurs qui ont dirigé leur attention sur l'importante fonction de la digestion, aucun d'eux n'a constaté, par l'expérience, l'influence de l'exercice, des bains, des déplétions, du sommeil et de la veille. C'est une lacune que nous nous proposons de remplir, en donnant des développemens à nos propositions.

HIPPOCRATES APHORISMI.

(Edente Anna Car. Lorry.)

1. Vita brevis, ars longa, occasio præceps, experimentum periculosum, judicium difficile. Oportet autem non modò seipsum exhibere quæ oportet facientem, sed etiam ægrum, et præsentes, et externa. (Sect. Ire., aph. 1.)

2. In doloribus oculorum, postquam merum bibendum dederis, et multâ calidâ laveris, venam secato. (Sect. VII, aph. 46.)

3. Duobus doloribus simul obortis, non in eodem loco, vehementior obscurat alterum. (Sect. II, aph. 49.)

4. In gymnasticæ disciplinæ deditis boni habitus ad summum progressi, periculosi, si in extremo steterint : non enim possunt in eodem statu manere, neque quiescere. Cùm verò non quiescant, neque ultrà possint in melius proficere, reliquium est ut in deterius ruant. (Sect. , aph. 3.)

5. Æstate et autumno cibos difficillimè ferunt, hyeme facillimè, deinde vere. (Sect. I, aph. 18.)

6. Mutationes anni temporum maximè pariunt morbos. (Sect. III.)

7. In temporibus, quando eâdem die, modò calor, modò frigus sit, autumnales morbos expectare oportet. (Sect. III, aph. 4.